Irmhild Harbach-Dietz

ICH BIN SEHR DANKBAR FÜR MEIN LEBEN

Frauen berichten
über Alternativen im Umgang
mit Krebs

ORL

Irmhild Harbach-Dietz

»Ich bin sehr dankbar für mein Leben«

Inhalt

Hoffnung
ist nicht die Überzeugung,
dass etwas gut ausgeht,
sondern die Gewissheit,
dass etwas Sinn macht,
egal wie es ausgeht.

Václav Havel

Vorwort der Autorin zur 2. Auflage

Die erste Auflage traf auf große Resonanz besonders bei krebsbetroffenen Frauen. Ich bekam viele Anfragen von Patientinnen, die ähnliche Erfahrungen gemacht hatten, wie die hier geschilderten.

Häufig wurde gefragt, wie es den Frauen des Buches heute geht. Daher wird die zweite Auflage um Kurzberichte ergänzt, in denen jede der damals erkrankten Frauen erzählt, wie sich ihr Leben weiter entwickelt hat und wie es ihr heute geht. Ich freue mich mit ihnen, dass sie sich – wenn auch verschieden – in einer guten Verfassung befinden.

Da die Entwicklung und die Bedeutung der Sinnfrage in den Berichten eine große Rolle spielt, habe ich die Nachbetrachtung um ein Kapitel erweitert, in dem ich die Möglichkeiten, Schwierigkeiten und Bedingungen der Sinngabe für die Krankheitsbewältigung darstelle.

Irmhild Harbach-Dietz, Berlin 2010

Vorwort

Nur wer gegen den Strom schwimmt, kann zur Quelle gelangen ...

Mit diesem Motto könnten die bewegenden Wege von neun ehemals krebskranken Frauen auf einen Nenner gebracht werden, deren Porträts Sie nun lesen werden. Ich fühlte mich von ihren Lebensgeschichten sofort angesprochen. Die von den Frauen vorgetragenen Gedanken berührten mich schon in der ersten Auflage dieses Buches, da ich in meiner Beratungspraxis täglich Menschen erlebe, die sich auf vielschichtige Weise mit Krebs auseinandersetzen. Mit der vorliegenden 2. Auflage sind für die Frauen fünf weitere Jahre vergangen, in denen sie sich ihres Lebens erfreuen konnten. Viele Krebskranke, die ich in den vergangenen fünfundzwanzig Jahren begleitete, zeigten mir immer wieder, dass auch bei schlechter Prognose ein konstruktiver Umgang mit der Erkrankung Krebs möglich ist. Die Krebserkrankung ist immer eine Erkrankung des ganzen Menschen und kann nicht auf den Krankheitsbefund reduziert werden.

Individuelle Heilungswege werden in der konventionellen Medizin viel zu wenig beachtet. Dabei ist in der Zwischenzeit auch wissenschaftlich erwiesen, dass sich gut dokumentierte Krankheits- bzw. Heilungsverläufe in ihrer Aussagekraft durchaus mit den Doppelblindstudien messen lassen können, welchen die Schulmedizin die alleinige Gültigkeit zuspricht. Zwar lassen sich aus den geschilderten Lebenswegen keinerlei Rezepte ableiten, dennoch können die Berichte allen von der Krankheit Krebs betroffenen Menschen, die selbstverantwortlich handeln möchten, wertvolle Heilimpulse vermitteln. Diese Anregungen helfen, eine andere Perspektive von der Erkrankung zu bekommen und sind allein dadurch schon eine wichtige Hilfe.

Im Umgang mit der Krebserkrankung sind Ratschläge der Familie, von Freunden und Bekannten und natürlich der behandelnden Ärzte zumeist sehr wohlgemeint – wichtig ist es jedoch, diese Ratschläge mit Ihrem Innersten zu klären. Gehen Sie bei Ihren gesundheitlichen Problemen auf die Suche nach der Weisheit, die von innen kommt. Entdecken Sie Wege zu Ihren inneren Heilkräften und hören Sie auf Ihr Gefühl. Ich kenne zu viele Patientinnen und Patienten, die später gesagt haben: *»Hätte ich doch auf mein Gefühl gehört ...!«* In Ihrem tiefsten Inneren gibt es ein Grundgefühl, zu dem sich der Zugang lohnt. Sprechen Sie über diese besonderen Empfindungen nur mit Menschen, die Sie wirklich verstehen.

Allen in diesem Buch porträtierten Frauen ist gemeinsam, dass sie sich in ihrer Auseinandersetzung mit der Erkrankung nicht nur darauf konzentrierten, den Krebs zu beseitigen, sondern Vertrauen in das Leben aufbauten und prinzipiell offen waren für Begegnungen, Ratschläge und Hilfen, die sich ihnen anboten. Hoffnung ist eines der wichtigsten Lebenselixiere im Umgang mit Krebs. Lassen Sie sich das Recht auf Hoffnung nie streitig machen, vor allem nicht von Statistiken, die Ihnen Ärzte vielleicht vorlegen.

Die folgenden Seiten über die Lebenswege von Krebskranken zeigen, dass trotz großer Not unerwartet Hilfe möglich ist und sich auch in scheinbar aussichtslosen Situationen konstruktive Lösungsmöglichkeiten auftun können. Lassen Sie sich durch solche ungewöhnlichen Krankheitsverläufe aber nicht unter Druck setzen, weil Sie meinen, dass diese eins zu eins für Sie gelten müssten. Wichtig ist es, dass Sie Ihren eigenen Weg finden. Die Worte der renommierten Forscherin auf dem Gebiet der Spontanheilungen, Caryle Hirshberg, sind dabei von besonderer Bedeutung:

»Akzeptieren Sie die Diagnose, aber nicht die Prognose der Erkrankung.«

In diesem Sinne wünsche ich allen Leserinnen und Lesern dieses Buches, dass sie durch die Lektüre neue Inspiration und Mut im Umgang mit ihrer Erkrankung erfahren.

Dr. med. György Irmey, Heidelberg, 2010

Einleitung

Auf den folgenden Seiten beschreiben neun Frauen ihre Auseinandersetzung mit der Diagnose Krebs, ihre Schwierigkeiten und ihre Erfolge bei der Suche nach Heilung.

Mein Anliegen bei der Veröffentlichung dieser sehr persönlichen Berichte ist es, zu zeigen, dass es neben der Schulmedizin auch andere Sichtweisen und Behandlungsmöglichkeiten der Krebserkrankung gibt.

In den letzten Jahren erschien eine Fülle von Betroffenen-Literatur, von der ich nach meiner eigenen Krebsdiagnose einen Großteil verschlungen habe. Es war mir wichtig und hilfreich zu hören, wie andere Menschen mit der Erkrankung umgehen – wobei die meisten mehr oder weniger der Schulmedizin gefolgt sind. Oft fühlte ich mich als Außenseiterin, die besser nicht laut sagt, dass sie es anders als üblich probiert, wenn sie nicht entsetzte oder besorgte Reaktionen bekommen will.

Die Erfahrungen von Menschen, die alternative Wege gehen, haben mich bei meinen Entscheidungen sehr unterstützt. Deshalb war es mir wichtig, die Geschichten dieser Frauen zu veröffentlichen, um damit anderen Mut zu machen, ihren eigenen Weg zu suchen und sich nicht von vornherein in das enge Korsett der gängigen medizinischen Praxis pressen zu lassen.

Einige der Interviewten haben erlebt, dass alternative oder ergänzende Behandlungen von Medizinern rigoros abgelehnt wurden. Die Patientinnen wurden oftmals unter Druck gesetzt, nur das zu tun, was der behandelnde Arzt für richtig hielt.

Dieses Buch soll ein Plädoyer für größere Entscheidungsfreiheit und einen erweiterten Blickwinkel bei der Krebsbehandlung sein.

Um Missverständnissen vorzubeugen: Die Entscheidung für eine schulmedizinisch orientierte Behandlung kann sinnvoll und passend sein. Ich trete jedoch dafür ein, die Vielzahl der komplementären Therapien zur Kenntnis zu nehmen und diese zu nutzen, um die Selbstheilungskräfte zu unterstützen. Eine kompetente Beratung sollte den Betroffenen jeweils helfen, ihre eigenen auf sie zugeschnittenen Entscheidungen zu treffen.

Die Berichte sollen auch jenen Menschen Mut machen, die gerade erst mit einer Krebsdiagnose konfrontiert wurden. Es kann unterstützend sein, in den Erfahrungen der neun Frauen auch die eigenen Ängste und Zweifel wieder zu erkennen, Informationshinweise zu bekommen, Sichtweisen zu erweitern und neue Hoffnung zu gewinnen.

Auch die Frauen dieses Buches haben sich durch ein oft entmutigendes Gesundheitssystem durchkämpfen und behaupten müssen, bis sie zu ihrer Klarheit gekommen sind.

Mein Anliegen bei der Planung der Interviews war es, Frauen zu Wort kommen zu lassen, die ihre Erkrankung auf unterschiedlichste Weise angegangen sind. Ihre Wege sind so verschieden wie die Frauen selbst. Meine eigene Geschichte ist hier ebenfalls einbezogen.

Zu den medizinischen Daten der neun Frauen

Sechs der Interviewten hatten Brustkrebs – die häufigste Krebsart bei Frauen. Eine der Befragten hatte ein Lymphom – ein Geschwulst des Lymphsystems, eine andere Magenkrebs.

Eine Frau, Gabriella, hatte offensichtlich keinen Krebs, sondern ein Fibroadenom, einen gutartigen Tumor des Binde- und Drüsengewebes. Ihre Geschichte zeigt, welchem Druck Frauen nach einer Krebs(fehl)diagnose ausgesetzt sind.

Bei sieben Frauen wurde Krebs nach Gewebebefund diagnostiziert. In einem Fall, bei Suse, gab es keinen histologischen Befund, da keine Gewebeentnahme gemacht wurde.

Drei Frauen ließen sich nicht operieren (Gabriella, Sophie, Suse). An sechs der interviewten Frauen wurden Eingriffe vorgenommen, deren Ausmaß von Biopsie (Gewebeentnahme) bis zur Amputation reichte. Diese Frauen verzichteten jedoch in den meisten Fällen auf weitere empfohlene Operationen und Behandlungen.

Eine der Frauen, Viola, konnte ihre Überlebenszeit im Verhältnis zur negativen Anfangsprognose um fünf Jahre verlängern. Sie konnte diese Jahre mit guter Lebensqualität sehr erfüllt leben, ist aber einige Monate nach dem ersten Interview gestorben.

Der Zeitpunkt der Erstdiagnose lag – bei der ersten Ausgabe diese Buches 2006 – durchschnittlich neun Jahre zurück. Bei einer Frau war sie erst zwei Jahre her, bei einer anderen schon zwanzig Jahre, bei den meisten zwischen sieben und zehn Jahren.

Übereinstimmend sagen die Frauen, dass sie – sofort oder erst im Laufe der Erkrankung – auf ihr Gefühl hörten, dass sie die Verantwortung für sich und ihre Gesundheit übernahmen und sich wehrten, in ein standardisiertes Behandlungsschema gepresst zu werden. Wie sie das schafften, zeigen die Porträts.

Die Art und Weise, wie sich die Frauen mit ihrer Erkrankung auseinander setzten und mit dem Gefühl der Lebensbedrohung umgingen, beeindruckte mich sehr. Inzwischen glaube ich, dass es sehr viele Menschen gibt, die sich ähnlich verhalten. Kaum hatte ich mit den Interviews angefangen, wurden mir immer mehr Namen von Krebskranken genannt, die andere Wege gegangen waren. Da es mir aber nicht darum geht, durch eine große Anzahl von Fallbeispielen zu überzeugen, sondern durch die Besonderheiten in jedem einzelnen Fall zum Nachdenken und -fühlen anzuregen, habe ich mich auf diese neun Porträts beschränkt.

Die Tatsache, dass diese Frauen den für sie persönlich richtigen Weg gefunden haben, bedeutet nicht immer die völlige Genesung. Aber es sind Heilungsberichte, die erstaunlich und medizinisch zum Teil nicht erklärbar sind. Leider werden die Wirkkräfte solcher Heilungen bisher kaum erforscht.

Obwohl die Psycho-Neuro-Immunologie wichtige Erkenntnisse über die engen Zusammenhänge zwischen Denken, Fühlen und Immunsystem gewinnen konnte, werden diese in der Praxis noch wenig beachtet und untersucht.

In einigen der Fälle könnte man fast von Wunderheilung sprechen. Aber für diese Heilungen haben die Frauen viel getan.

Was hat ihnen bei der Gesundung geholfen? Die Antworten sind individuell unterschiedlich und umfassen ein breites Spektrum: Ernährungsumstellung, Sport, Qigong, ergänzende biologische Therapien, Psychotherapie, mentales Training/Visualisierung, Homöopathie, Atemtherapie. Bei allen führte ihr Umgang mit der Diagnose und der Krankheit zu wesentlichen äußerlichen und inneren Veränderungen ihres Lebens, die vermutlich die Heilung unterstützten.

Die Interviewfragen

Die Frauen erzählten ihre Kranken- und Heilungsgeschichte im Verlauf eines halboffenen Interviews im Jahr 2004.

Die Antwort auf die entscheidende Frage, was sie für sich getan haben, zieht sich durch den ganzen Bericht. Außerdem war mir wichtig zu erfahren, welche Theorie die Frauen selbst über die Entstehung ihrer Erkrankung haben, was sich bei ihnen verändert hat und was momentan ihre wichtigen Wünsche sind.

Alle gingen auf die Frage ein, was sie anderen in ähnlicher Situation empfehlen würden. Die generelle Motivation der Frauen war, andere durch ihre Erfahrungen zu unterstützen.

Nachbefragung nach 5 Jahren

Ende 2009 erzählten die Gesprächspartnerinnen in einem kurzen Bericht, wie es ihnen in den folgenden Jahren ergangen ist, wie sie heute leben und welche Erfahrungen aus ihrem Heilungsprozess sie langfristig begleitet haben.

Am meisten gefreut hat mich dabei zu hören, dass es allen gesundheitlich und psychisch gut geht.

Ich danke allen Frauen für die Offenheit, mit der sie auch über schwierige Themen gesprochen haben und ihre Bereitschaft sich fünf Jahre später noch einmal befragen zu lassen.

Irm:
Wieder Hoffnung gewinnen und leben wollen

Jahrgang 1935, seit 3 Jahren verwitwet und allein lebend, zwei Töchter und vier Enkelkinder. Tätigkeit bei der telefonischen Beratung der Gesellschaft für Biologische Krebsabwehr. 1983 wurde Brustkrebs bei ihr diagnostiziert.

Im Mai werde ich 70 Jahre alt. Darauf bin ich unglaublich stolz, denn ich hätte eigentlich schon vor 20 Jahren nicht mehr da sein sollen, wenn es nach den Halbgöttern in Weiß gegangen wäre.

Für mich ist dieses Gespräch auch eine Art Abschluss der Erkrankung.

Das Thema Krebs begleitete mich 20 Jahre lang. Es ist das erste Mal, dass ich merke, dass ich genug davon habe. Deshalb höre ich demnächst auch auf, in der Beratungsstelle zu arbeiten. Es muss vor meinem Lebensende noch etwas Neues kommen, etwas anderes, Schwereloses.

Es war eine Gnade, dass ich damals so krank wurde

Mit meiner Erkrankung begann meine wirkliche Geburt. Vorher lebte ich als Kind das Leben der Eltern, bis ich mit 21 geheiratet habe. Früher war das so: einmal geknutscht, dann musste man heiraten, sonst war man ein leichtes Mädchen. So schlitterte ich in eine Ehe, die schwierig war, und lebte das Leben meines Mannes mit. Das ging fast 30 Jahre lang gut, doch mit 48 kam der Schuss vor den Bug.

Ich hatte immer Brustprobleme

Meine Brüste waren, bedingt durch die Pille, die ich mindestens zwölf Jahre lang ohne Unterbrechung genommen hatte, sehr empfindlich. Diese ersten Pillen waren richtige Hormon-Hammer. Damals wusste ich noch nichts darüber und war sowieso arztgläubig. Der Arzt war eine Autorität, nach der ich mich richtete.

Als ich mit Ende 40 Schmerzen in einer Brust hatte, hieß es, das seien die Wechseljahre. Von einem bestimmten Alter an bekommt alles die Diagnose »Wechseljahre«. Wenn ich dem Arzt von meinen Problemen erzählte, meinte dieser: »Solange es weh tut, ist es keine bösartige Erkrankung. Das ist nichts Schlimmes.« Einige Male ging ich daraufhin beruhigt wieder nach Hause.

An dieser Brust hatte ich bereits nach der Geburt meines ersten Kindes eine schreckliche eitrige Entzündung gehabt, weswegen ich schließlich abstillen musste. Wahrscheinlich liegt darin in Verbindung mit der Pilleneinnahme und den hohen Östrogengaben eine Ursache für die Krankheit.

Als die Schmerzen schlimmer wurden, war ich wieder beim Arzt. Er wiederholte nur, dass es nichts Böses sei, wenn es weh tue. Mir reichte es jedoch – ich wusste, dass die Brust nicht in Ordnung war. Ich ging ohne Überweisung ins Krankenhaus zur Mammografie, wo ich sofort untersucht wurde und gesagt bekam, ich hätte einen zu 99 Prozent bösartigen Tumor in der Brust.

Der Vorschlag der Amputation

Der Arzt schlug eine Amputation der Brust vor und danach sollte ich mir ein Implantat einsetzen lassen. Er meinte, ich solle mir nichts daraus machen: »Wenn Sie wüssten, wie viele implantierte Frauen am Strand von Sylt rumlaufen.«

Bei diesen Worten wurde ich zum ersten Mal wütend, weil er mich verkannte. Nur weil ich blond und attraktiv war, schickte er mich an den Strand von Sylt.

Zu diesem Zeitpunkt erlaubte ich mir erstmals, meine eigenen Gefühle bewusst wahrzunehmen. Ich hatte bisher immer gemacht, was von mir erwartet wurde. Mein Mann war Geschäftsführer in einer Firma und ich war seine attraktive Frau, musste funktionieren und lebte ein Leben, das für mich wohl nicht passend war. Aber es ist sehr schwierig, sich daraus zu lösen, besonders wenn Kinder da sind.

Ich war Arzthelferin und arbeitete damals bei einer Internistin. Mit ihr besprach ich die Diagnose. Ich wollte nicht ins Krankenhaus gehen: In der Narkose geht alles über die Bühne, und wenn ich aufwache, habe ich keine Brust mehr! Mir war klar, dass es noch einen anderen Weg geben musste. In einem Zeitungsartikel hatte ich gelesen, dass in Frankreich anders operiert und nicht sofort die Brust abgenommen würde. Die Ärztin empfahl mir Dr. K. und meinte, sie könnte ihn dazu bewegen, auch so zu arbeiten. Er willigte ein, nicht sofort zu amputieren und machte zuerst die Biopsie. Befund: Bösartig.

Da Dr. K. kurz danach in den Urlaub fuhr, entließ er mich vorerst aus der Klinik. Ich sollte aber drei Wochen später zur Amputation kommen.

Ich hatte Todesangst

In diesen drei Wochen hatte ich Angst. Brustkrebs bedeutete damals den Tod, da gab es keine Alternative. Ich kaufte mir Bücher über Krebs und seine Ursachen, wie zum Beispiel von Dethlefsen und Dahlke, die über die psychischen Hintergründe der Erkrankung schreiben. Diese konnte ich bei mir auch sehr schnell erkennen.

Danach las ich Texte von Elisabeth Kübler-Ross über das Sterben. Wir müssen ja sterben. Kommt etwas danach? Gibt es eine Reinkarnation? Je mehr ich über den Tod las, umso mehr spürte ich wieder, dass ich leben will. Ich hatte vorher gar keine Lebenslust mehr gehabt. Ich hatte nur noch meine Kinder und meinen Mann bedient. Das war ein verlogenes Leben. Jetzt spürte ich wieder meinen Lebenswillen.

Ich wollte keine Amputation

Nach drei Wochen ging ich ins Krankenhaus und erklärte, dass ich keine weitere Operation machen lassen würde. Dr. K. wollte mich überreden, wenigstens die Brustdrüsen entfernen zu lassen, doch auch dazu sagte ich Nein.

Der Arzt riet mir dringend zur Bestrahlung, um noch vorhandene Krebszellen zu zerstören. Er wusste sehr wohl, dass er mit der Biopsie nicht im Gesunden operiert hatte. Diese Gewebeentnahme war schließlich eine richtige Operation gewesen mit einer Narbe und einem faustgroßen Bluterguss. In meinem Fall hätte er den Tumor großzügig rausschneiden müssen. Aber er ging davon aus, dass die Brust anschließend amputiert würde. Ich selbst wusste zu dieser Zeit noch nicht, dass noch Tumorreste vorhanden waren.

Damals konnte ich mir nicht vorstellen, meine Brust zu verlieren. Vielleicht lag das an meiner bisherigen Rolle als schöne Ehefrau und der Einstellung »Ich habe keinen Wert mehr, wenn das Wichtigste fehlt.«

Faulendes Obst

Gegen die ärztlichen Meinungen konnte ich mich wehren, weil ich mich selbst wieder spürte und auch Wut entwickelte. Beides hatte ich Dr. K. zu verdanken. Bevor er nach meiner Biopsie in den Urlaub ging, hatte ich ihn gefragt, wie ich denn nun leben solle. Mir selbst war klar, dass ich nicht so weiterleben konnte wie bisher. Dieser tolle Doktor antwortete mir: »Sie sind Hausfrau, das brauche ich Ihnen nicht erklären. Stellen Sie sich eine Schale faulendes Obst vor.« Ende! Das war seine Antwort. Ich stellte mir einen Apfel vor – von dem schneide ich hier etwas ab und morgen schneide ich ihn an der anderen Ecke und dann sehe ich, dass er innen schon total verfault ist.

In dem Moment wusste ich, dass mir dieser Arzt nicht helfen kann, und das war die wirkliche Therapie für mich. Natürlich war ich damals wütend auf ihn. Ich hätte die schlimmsten Ausdrücke zu ihm sagen können. Auf der anderen Seite sah ich sein Unvermögen, seine Angst vor der Krebserkrankung. Die Ärzte haben oft noch größere Angst als die Patienten.

Ich verstand, dass die Heilung *meine* Aufgabe ist, dass es nicht funktioniert, zum Arzt zu gehen und sich gesund machen zu lassen.

An diesem Punkt begann ich damit, für mich zu sorgen. Als erstes ließ ich meine blondierten Haare ganz kurz abschneiden, ließ die Farbe herauswachsen und schnitt meine langen Fingernägel kurz. Das waren Äußerlichkeiten, mit denen ich für mich und meinen Mann ein Zeichen setzte: Jetzt lebe ich noch kurz, und bald werde ich sterben!

Ich hatte nicht geglaubt, dass man eine solche Erkrankung überleben kann.

Die Strahlentherapie

Ich wurde zur Bestrahlung aufgenommen und kam zu einem Radiologen, den man Mamma-Meier nannte. Er zeigte mir Fotos von Frauen, die er nur mit Bestrahlung geheilt hatte, von großen Brusttumoren, die ganz zurückgegangen waren. Er sagte: »Strahlen heilen.« Ich solle mir ein großes Bild mit diesem Satz ins Zimmer hängen und daran glauben. Ich müsse nicht sterben, wenn ich mich bestrahlen ließe. Es war ein ganz sanfter lieber Mann, aber auch er musste eine Prognose abgeben. Er meinte, ich würde eines Tages an Krebs sterben, aber vielleicht auch erst in 20 Jahren. Nun sind 20 Jahre vergangen und ich muss aufpassen, dass ich mir nicht wieder von anderen sagen lasse, wann ich sterbe.

Dr. K. hatte mir prophezeit: »Sie werden nach der Bestrahlung auf allen Vieren zurück in ihr Bett kriechen und die Schwester bitten, dass sie Ihnen einen Cognac bringt.« – Diese Männer immer mit ihrem Saufen! – Ich dachte nur, dir werde ich es zeigen. Ich nahm schon zur Bestrahlung meinen Mantel mit und ging danach im Schlosspark spazieren. Der Baumkünstler Ben Wargin hatte gerade eine Ausstellung in der Orangerie. Ihn besuchte ich und trank mit ihm Tee. Von wegen »auf allen Vieren«! Da sieht man, was für eine Rebellin ich geworden war! Nachdem ich 30 Jahre wie eine Schleimschnecke gelebt hatte, wurde ich plötzlich widerständig.

Nach der Biopsie bekam ich ein tennisballgroßes Hämatom in der Brust, das sich bei der Bestrahlung entzündete, so dass ich irrsinnige Schmerzen bekam. Als die Brust tiefschwarz wurde, beendete ich die Bestrahlung. Es tat mir so weh, das wollte ich einfach nicht mit mir machen lassen.

Aus alten Rollen aussteigen

Nach 30 Jahren Ehe beschwerte sich mein Mann, dass ich nicht mehr die Frau sei, die er geheiratet habe! Ich passte nicht mehr zu seinem Geschäftsführerdasein. Ich will nicht sagen, dass er mich nicht liebte, aber er wollte seine Frau so, wie er sie sich vorstellte.

Ich wollte aber nicht wieder zurück in die alte Rolle. Jetzt ging es um mein Leben! Würde ich wieder nach alten Mustern funktionieren, dann könnte ich diese Krankheit nicht überleben. Wenn man so schwer krank wird, muss man alles ändern; und das fängt in der Seele an.

Ich denke, ich bin krank geworden, weil ich das Leben eines anderen Menschen gelebt habe. Ich habe mich meinem Mann angepasst und das war eine einzige Lüge. Ich war als Person gar nicht vorhanden.

Ich behandelte mich selbst

Ich versuchte nun, andere Ärzte zu finden, weil Dr. K. und andere meinen Weg ablehnten und negative Prognosen abgaben. Mein Gynäkologe beispielsweise sagte: »In einem halben Jahr sind Sie tot!«

Ein Buch von Dr. Seeger aus Wien half mir sehr dabei, meinen eigenen Weg zu finden. Er begann damals mit den Therapien, die wir heute komplementäre Medizin nennen. Mit Unterstützung dieses Buches machte ich die Behandlungen selbst.

Er schlug unter anderem Misteltherapie vor, aber ich fand keinen Arzt, der mir das Präparat verschrieb. Alle erklärten das für Unsinn und meinten, ich solle lieber spazieren gehen. Schließlich traf ich eine ältere Ärztin, Frau Dr. S., deren Sohn anthroposophischer Arzt in Hamburg war und mit Misteltherapie arbeitete. So fuhr ich also für das Rezept immer von Berlin nach Hamburg. Ich spritzte mir auch selbst Thymuspräparate in den Oberschenkel. Für intravenöse Spritzen ging ich zu Frau Dr. S.. Leider starb sie bald an Magenkrebs. Das war für mich ein großer Verlust, denn nun war ich ganz alleine. Ich konnte auch mit niemandem über meine Therapie reden. So war ich mir nie sicher, ob ich alles richtig anwendete.

Vieles habe ich heute auch vergessen. Ich kann mich erinnern, dass ich in dieser Zeit an einem Schneiderkurs teilgenommen habe, weil ich etwas Kreatives nur für mich machen wollte. Ich lernte auch, makrobiotisch zu kochen, obwohl es mir gar nicht schmeckte. Das war einfach nur gesund. Ich lebte zwei Jahre lang ganz streng makrobiotisch. So etwas ändert auch das Wesen. Der Mensch ist, was er isst. Das merkte ich.

Ich hatte keine Zeit mehr für Angst

Ich war so sehr in die Genesungsarbeit involviert, dass ich keine Angst mehr hatte. Ich dachte auch nicht mehr daran, dass ich bald sterben müsste; ich wusste einfach, ich werde wieder gesund. Zuvor hatte ich mich mit dem Tod auseinandergesetzt, hatte wunderbare Bücher gelesen und konnte das Sterben annehmen. Alles was du annimmst, kannst du auch aushalten. Es ist unsere Urangst, dass wir wieder gehen müssen. Wenn du sie zulässt, dann löst sich die Angst auf.

In einer medizinischen Zeitschrift las ich eine Anzeige von der Gesellschaft für Biologische Krebsabwehr. Namhafte Ärzte hatten sie mit dem Ziel gegründet, alternative und ergänzende Methoden in der Krebsbehandlung zu fördern. Da wusste ich: Ich bin auf dem richtigen Weg. Obwohl ich keinen Kontakt mit diesen Leuten hatte, fühlte ich mich durch sie gestärkt. Nicht zuletzt, weil ich viel Kritik aushalten musste, und dadurch manchmal auch selbst meine Zweifel hatte.

Alles, was ich brauchte, ist zu mir gekommen

Gemeinsam mit einer Freundin lernte ich Reiki. Zusätzlich dazu ließ ich Lymphdrainage machen, um das Hämatom aufzulösen und die verbrannte Brust zu heilen. Das wusste ich alles aus dem Buch von Dr. Seeger. Er beschrieb auch die Lymphdrainage nach Dr. Vodder. Das ist eine sanfte Ganzkörperbehandlung, bei der man die Haut kaum berührt. Ich lernte diese Technik in einem Seminar und konnte sie danach selbst anwenden.

Da ich sehr kraftlos war, vielleicht aufgrund der Bestrahlung, vielleicht auch durch unbewusste Ängste, unterzog ich mich einer Ozon- und Sauerstofftherapie. Damals konnte ich mir das leisten, weil wir genug Geld hatten. Heute wäre es mir nicht mehr möglich. Bei der Ozon- und Sauerstofftherapie und später bei der Eigenbluttherapie, die ich auch ausprobierte, merkte ich, wie meine körperliche Kraft zunahm. Die Sauerstofftherapie tat mir so gut, dass ich mir ein Sauerstoffgerät kaufte und die Anwendung bei mir zu Hause durchführte – zweimal im Jahr, 18 Tage hintereinander. Danach spürt man wieder Energie.

Ich gab mir zweimal die Woche morgens eine Injektion mit dem Mistelpräparat. Anschließend legte ich mich noch einmal hin und stellte mir vor, wie das Immunsystem aktiviert wird. Die Wirkung konnte ich im Körper spüren.

Wenn ich mich kraftlos fühlte oder wenn die Grippezeit kam, spritzte ich mir Thymusextrakte, das mache ich heute noch.

Ich suchte Ärzte auf, die auf Naturheilkunde spezialisiert waren. Leider wussten sie nichts über Krebs. Ben Wagin erzählte mir von einer Freundin, die acht Jahre zuvor an Brustkrebs erkrankt war. Mit ihr telefonierte ich und hörte, dass sie gesund geworden sei, ohne irgendetwas dafür zu machen. Vielleicht muss man nicht so großen Aufwand betreiben wie ich, aber ich brauchte eben auch das.

Bei anderen Hoffnung wecken

Ich ging später als Mitarbeiterin zur Gesellschaft für Biologische Krebsabwehr, weil es mich in meinem Heilungsprozess sehr unterstützt hatte, von anderen zu hören, die wieder gesund geworden waren. Das gibt Auftrieb und macht neuen Mut und das wollte ich nun weitergeben.

Ich bekam zu Hause oft Besuch von krebskranken Frauen. Sie hatten erfahren, dass ich schon länger mit dieser Erkrankung lebe und wollten wissen, was mir geholfen hat. Wenn die Frauen kamen, sahen sie ganz krank aus, gar nicht mehr lebendig, und wenn sie nach zwei Stunden gingen, hatten sie rote Bäckchen und die Augen lebten wieder. Solch eine Wirkung kann ein Gespräch haben.

Das Allerwichtigste ist, wieder Hoffnung zu bekommen. Wenn du hoffnungslos lebst, stehst du unter großem Stress und das schwächt die Abwehr. Du musst Hoffnung haben und spüren, dass du wieder leben willst, denn eine Krebserkrankung ist eine unbewusste Absage an das Leben. Du musst dich wirklich entscheiden, und wenn du leben willst, dann handelst du auch entsprechend.

Ich habe schon einmal eine schlimme Krankheit überstanden, eine Tuberkulose. Ich war mit 16 oder 17 Jahren fast ein Jahr im Sanatorium und wurde gesund, während viele andere gestorben sind. Das war nach dem Krieg, als alle unterernährt waren. Ich scheine viel Kraft zu haben oder Er lässt mich immer wieder überleben.

Neue Belastungen

Als ich drei Jahre nach der Krebserkrankung langsam wieder zu Kräften kam, wurde mein Mann krank. Wenn er gesund geblieben wäre, hätte ich mich von ihm getrennt, aber in dem Moment, als er erkrankte, war das kein Thema mehr, obwohl meine Freundin mir schon eine Wohnung besorgt hatte.

Er war in Irland zum Angeln, hatte dort einen Harnverschluss erlitten und kam sterbenskrank zurück. Im Krankenhaus wurde schließlich Prostatakrebs diagnostiziert. Bei den regelmäßigen Untersuchungen in den Jahren zuvor hatten die Ärzte zwar immer eine Vergrößerung festgestellt, aber stets gemeint, dass das nichts Ernsthaftes wäre.

Mein Mann war so krank, dass die Ärzte sagten, es gäbe keine Hoffnung mehr für ihn. Er hatte den Bauch voller Metastasen und einen künstlichen Harnausgang. Es waren 15 anstrengende Jahre, in denen ich sehr mit seiner Krankheit beschäftigt war. Alle drei bis vier Jahre wurde er operiert, an einem Tumor am Kopf, einem am Bauch.

Zu Beginn der Erkrankung, auch aus dem Schock heraus, dass es für ihn keine Hoffnung mehr gab, ließ er sich auf ein anderes Leben ein. Er aß gemeinsam mit mir makrobiotisch und kochte für einen Kindergarten. Wir konnten wieder miteinander sprechen und Freude erleben. Er hatte ja auch andere Seiten, sonst wäre ich sicher nicht seine Frau geworden. Als die Enkelkinder kamen, war das für ihn überhaupt das Schönste im Leben. Und es war auch die beste Zeit in der Ehe. Ich habe ihn geliebt und das lässt mich auch jetzt heil sein.

Er blieb gesund, solange er auf sich achtete. Irgendwann fing er wieder an, Alkohol zu trinken und Fleisch zu essen. Ich konnte richtiggehend dabei zugucken, wie er wieder krank wurde. Für mich war das sehr schwierig, aber ich hatte inzwischen gelernt, niemanden mehr zu zwingen. Ohne Kommentar konnte er sein Leben führen. Ich war nicht glücklich, aber ich wusste, dass man einen Menschen lassen muss, wenn er seinen Weg geht.

Ihm ging es immer schlechter. Die Erkrankung griff jetzt auf den Darm über. Er ging auch wieder zu anderen Ärzten, die alternative Behandlungen ablehnten.

Diese 15 Jahre mit einem schwerkranken Mann waren sehr anstrengend. Zum Glück war ich wieder belastbar und mit mir im Einklang. Wenn mein Mann von anderen gefragt wurde, wie es ihm geht, sagte er immer »hervorragend«, während er mir gerade noch gesagt hatte, dass er jetzt sterben würde. Als er dann wirklich starb, wusste außer mir kein Mensch, dass er so krank gewesen war.

In diesen Jahren hätte ich wieder krank werden können

Mein Mann ist jetzt seit drei Jahren tot. Ganze zwei Jahre danach war ich wie paralysiert. Das war ein Schock, als lägen viele Schleier über mir. Und ich war in einem großen Gefühlschaos: Angst, Trauer, Wut, die schrecklichsten Emotionen wechselten sich ständig ab. Nachts war ich ein paar Mal im Krankenhaus, weil mein Blutdruck sehr hoch war – über 200. Ich hatte Sorge, einen Schlaganfall oder Infarkt zu bekommen. In diesen zwei Jahren hätte ich wirklich wieder krank werden können. Vielleicht bin ich es auch, das merkt man ja nicht sofort. Aber ich glaube, es ist alles in Ordnung. Ich möchte auch gerne noch leben.

Die Krankheit meines Mannes beschäftigte mich sehr, es war eine große Aufgabe. Jetzt bin ich das erste Mal im Leben frei. Diese neue Freiheit ist oft auch irritierend.

Ich lebe so, als ob ich noch krebskrank wäre

Mir war immer bewusst, dass ich die Krankheit niemals los werde. Es genügte mir aber, dass ich wieder körperliche Kraft verspürte.

Ich sollte jedes Vierteljahr zur Mammografie gehen, doch das mache ich nicht. Ich habe auch bis heute keinem Arzt mehr meine Brust gezeigt. Irgendwann war nämlich bei einer Untersuchung eine haselnussgroße Verdickung gefunden worden, die die Ärzte herausnehmen wollten. Da diese Verdickung eine lineare Form hatte, ging ich aber davon aus, dass es kein Krebs ist.

Für viele Ärzte war ich eine Zumutung. Sie wollen ja immer »Sicherheit« haben. Alles muss erst einmal weggeschnitten werden, damit man hinterher nicht sagen kann, sie hätten in ihrer Therapie einen Fehler gemacht.

Die Verantwortung für mich habe ich alleine übernommen. Wenn es heute weh tut – und die Narbe tut laufend weh – mache ich Lymphdrainage. Auch mit Reiki kann ich mir immer wieder selbst helfen. Meine Brust untersuche ich nicht großartig. Wenn sich wieder etwas entwickeln sollte, dann gehe ich eben zur Operation. Den Tumor würde ich zwar entfernen lassen, aber danach kämen nur abwehrstärkende Behandlungen in Frage.

Damals – nach der Operation – wusste ich nicht, dass noch Tumorreste in der Brust waren. Das erfuhr ich erst Jahre später durch Zufall. Ich machte die Vertretung einer Arzthelferin und las dabei in meiner eigenen Karteikarte zum ersten Mal den histologischen Befund. Heute würde mir das nicht mehr passieren, da würde ich ihn gleich verlangen. Aber damals war ich noch ein anderer Mensch.

Ich wurde wieder ich selbst

Die wichtigste aller Veränderungen war, dass ich mich wieder spürte, dass ich wusste, was ich kann und was ich brauche, um gesund zu sein, und was ich nicht will. Vorher war ich so oft außer mir, womit ich meine, dass ich für alle anderen da war und mich selbst gar nicht gefühlt habe. Auch heute versuche ich noch, mich zu finden. Aber jetzt weiß ich, was ich brauche: in erster Linie die Einfachheit und die Natur, ohne alles andere zu verneinen. Ich bin im Sternzeichen Stier, Planet Venus geboren, Element Erde, da will man auch das Erdenleben genießen.

Es ist für mich immer selbstverständlich gewesen, anderen zu helfen. Aber auch in dieser Hinsicht hat sich etwas verändert. Ich versorge erst mich, und wenn ich keine Kraft habe nach außen zu gehen, dann mache ich es auch nicht. Es gibt immer wieder Tage, an denen ich alleine sein möchte. Diese Tage in der Stille sind oft die intensivsten. Ich lese entsprechendes oder höre zum Beispiel Kassetten von Ayya Khema (Buddhistische Meditationslehrerin). Auf diese Weise versorge ich mich, bis ich wieder Energie verspüre, und erst dann gehe ich wieder nach draußen.

Zusätzlich bekomme ich Kraft von oben; auch das war früher anders. Ich wurde in einer Klosterschule von Franziskanerinnen erzogen und als die Schule vorbei war, wollte ich mit dieser Frömmigkeit nichts mehr zu tun haben. Ich betete nicht mehr, bis mich die Krankheit wieder dahin führte. Den Draht zu Gott, den brauchte ich.

Diese Krankheit war eine Gnade – so sehe ich es heute. Eine kleine Narbe ist geblieben und alles andere ist gesund. Der Blutdruck stimmt, ich habe keinen Diabetes. Das ist ein Wunder, denn nächstes Jahr werde ich 70. Wenn ich sehe, wie andere sich mit ihren Krankheiten quälen müssen, bin ich doch sehr dankbar, meinen Weg gefunden zu haben.

Ich habe viele Freunde und Freundinnen, aber ich bin nicht mehr von ihnen abhängig. Ich freue mich, sie zu treffen, aber ich höre nicht mehr auf sie. Ich bin gern allein und bin ja auch nicht wirklich allein.

Mit meinen Wünschen bin ich im Konflikt

Auf der einen Seite will ich die Einsamkeit und die Einfachheit leben, auf der anderen Seite möchte ich aber auch genießen, schöne Kleider kaufen, in ein gutes Restaurant gehen, Museen und Konzerte besuchen. Es ist ein richtiger Konflikt, der sicherlich auch mit meinem Sternzeichen zu tun hat. Ich habe gesehen, wie gut und lebenswichtig die Einsamkeit und die Natur für mich sind. Auf der anderen Seite ruft da noch etwas, was ich immer vermisste oder zu kurz kam. Den Genuss möchte ich eben auch in meinem Leben zulassen.

Ich stelle mir noch fünf Jahre irdisches Leben vor mit allem, was da auf mich zukommt, und dann lasse ich mich aufs Alter ein. Wenn ich 75 bin, gehe ich in ein Seniorenheim. Ich behaupte, dass ich in drei Stunden meine Wohnung verlassen kann. Das stimmt natürlich nicht ganz, aber ich reise mit leichtem Gepäck.

Was der Herrgott mit mir vorhat, muss er selbst wissen, ich bin auf alle Fälle bereit. Früher, vor der Krebserkrankung, hatte ich oft unbestimmte Ängste, die sich bis zu Panikattacken steigerten, so dass ich ohne Valium manchmal gar nicht aus dem Haus gehen konnte. Seit der Erkrankung sind diese Ängste verschwunden. Vermutlich, weil ich seitdem die Angst vor dem Sterben zugelassen habe.

Heute lebe ich so, dass ich jede Sekunde sterben kann. Punkt!

Mein gesundes Leben

Ich gehe jeden Tag und bei jedem Wetter einmal um den See oder in den Botanischen Garten. Bewegung und frische Luft sind ganz wichtig. Ansonsten mache ich je nachdem, wie ich mich fühle, die Therapien weiter. Mit der Sauerstofftherapie hörte ich vor drei Jahren auf und die Ozontherapie kann ich mir nicht mehr leisten. Jedes Jahr mache ich bei Dr. M., einem wunderbaren Arzt, eine Eigenbluttherapie. Das ist seine Wunderwaffe. Nach wie vor nehme ich täglich Vitamine in hohen Dosierungen. Wenn ich von 60 mg Vitamin C höre, kann ich nur lachen, denn ich nehme seit 20 Jahren 1000 mg am Tag in Tablettenform ein.

Die Ernährung halte ich für sehr wichtig: Zucker, Fett, Alkohol und Fleisch, das sind die Dinge, die wirklich Gift sind. Darauf achte ich sehr. Zum Frühstück esse ich immer noch Reis mit Obst, das kommt aus der Makrobiotik. An den Wochentagen ernähre ich mich gesund, doch Samstag und Sonntag sind Orgientage: Da gibt es Brötchen, Wurst und Ei. Das nenne ich dann Giftfrühstück. Später esse ich Spagetti mit Sauce und trinke ein Glas Wein oder Sekt. In der Weihnachtszeit bin ich auch nicht so streng. Nach diesen »Sünden« fühle ich mich allerdings nicht gut, weil ich extrem übersäuert bin.

Ich lebe sehr gesund ohne ein Gesundheitsapostel zu sein. Was zu sehr nach Gesundheit riecht, das mag ich nicht. Das ist Stress in anderer Form.

Gegenüber Gurus bin ich vorsichtig

Ich habe Angst, wenn ich merke, dass jemand über mich Gewalt bekommt und mich führen will. Sobald ich spüre, dass ich jemandem gegenüber auch nur ansatzweise hörig werde, bekomme ich Angst, mich wieder zu verlieren. Denn dann würde ich erneut das Leben eines anderen leben und tun, was er erwartet. In dieser Hinsicht bin ich sehr feinfühlig geworden.

Einen Heiler gibt es, den ich liebe und verehre. Das ist Aldo Berti, ein wunderbarer Mann. Er war früher Opernsänger, bis er merkte, dass er heilende Kräfte hat. Als er seinen Freund im Sterben begleitete, erlebte er solch außergewöhnliche Dinge, dass er sofort seinen Beruf aufgab, Heilpraktiker wurde und seitdem Heilseminare anbietet. Ich konnte einige dieser Seminare bei ihm machen und lernte Aura lesen. An seiner Seite fühlte ich mich von Anfang an unheimlich wohl und ich fühle mich auch jetzt noch mit ihm verbunden. Vor Weihnachten schickte ich ihm ein wunderbares Buch und bekam am gleichen Tag einen Brief von ihm. Solche Dinge passieren – wenn man merkt, was ineinander hakt, ist es wie ein Geschenk.

Was ich anderen empfehlen würde

Ob und welche Ratschläge ich anderen gebe, hängt immer davon ab, was sie mich fragen. Ich bin recht vorsichtig damit, weil viele Menschen aus einer »anderen Welt« kommen und anders denken als ich. Im letzten Fortbildungsseminar der Gesellschaft für Biologische Krebsabwehr haben wir gelernt, dass wir den Menschen nicht alles überstülpen sollen, was wir wissen, sondern dass wir unsere Informationen nur anbieten können: welche davon für sie nützlich sind, müssen sie dann selbst entscheiden. Es ist ihre Erkrankung und die sagt, dass sie an ihrem Leben etwas verändern sollten. Das sage ich aber ganz vorsichtig, ohne Angst zu machen. Das Wichtigste ist vermutlich, einfach da zu sein, zuzuhören und vielleicht zu zeigen, dass ich auch einmal in dieser Situation war. Auf diese Weise kann ich Hoffnung geben und sagen, dass es darauf ankommt, selbst gesund werden zu wollen. Sich gesund machen lassen, funktioniert nicht! Wie man gesund werden kann, muss jeder Mensch für sich herausfinden und es ist für jeden etwas anderes.

Für mich war es oft ein schwerer Weg, allein auf dieser unsicheren Suche zu sein, aber ich habe dadurch viel gelernt. Es ist meistens so, dass man sich erst durch Druck und Unsicherheit verändert; denn wenn du in Sicherheit bist, bleibst du in den alten Mustern.

Ich würde dieses Leben wieder leben wollen

Ich will das Thema Krebs nach zwanzig Jahren für mich abschließen. Auch bei der Gesellschaft für Biologische Krebsabwehr habe ich es lange genug gelebt. Ab heute höre ich auf, an meine Vorgeschichte zu denken. Ich muss einfach mutig etwas Neues zulassen.

Ich würde nicht mit einem Menschen tauschen wollen, der in einem goldenen Käfig lebt. Leben bedeutet etwas anderes, in dem auch die dunklen Momente ihren Platz haben. Stell dir vor, du malst ein Bild mit goldener Farbe. Das ist schön, aber es lebt nicht. Aber wenn du mit deinem schwarzen Pinsel einmal darüber fährst, bekommst du ein lebendiges Bild.

So lasse ich auch Negatives zu, Wut und Trauer sowieso. Bevor ich krank wurde, konnte ich nicht weinen. Ich hatte Todesängste, aber konnte nicht weinen. Heute habe ich keine Zeitung mehr abonniert, damit ich nicht morgens schon aus Mitgefühl weinen muss.

Ende des ersten Interviews 2004
Wie es weiter ging: 2004-2009

2006 habe ich mein Leben noch einmal sehr verändert.

Ich warf Überflüssiges ab und lebe nun auf 45 qm mit den Dingen, die ich wirklich brauche.

Außerdem habe ich im Alter von 71 meine Beratungstätigkeit bei der Gesellschaft für Biologische Krebsabwehr nach acht Jahren aufgegeben. Jetzt genieße ich mit Zufriedenheit die Freiheit des Alters in Einfachheit und Entschleunigung.

Mit Ausnahme gewisser Alterserscheinungen, die mich manchmal zum Arztbesuch zwingen, fühle mich weitgehend gesund.

Meine größte Energiequelle und Therapie ist die Freude über die Natur. Und ich spüre Dankbarkeit und Demut, dass ich diese lebensbedrohende Krankheit überwinden konnte und seit 27 Jahre hinter mir gelassen habe.

So kann ich für mich sagen: »Ich bin sehr dankbar für mein Leben – und für die Begegnung mit dieser Erkrankung, denn sie lehrte mich das wirkliche Leben«.

Hildegard: Diese Heilung empfinde ich als Geschenk

Jahrgang 1939, verheiratet, vier erwachsene Kinder. Sie arbeitete bis zu ihrem 60. Lebensjahr als Fotografin. 2003 wurde bei ihr Lymphdrüsenkrebs (Non-Hodgkin) diagnostiziert.

Eine vergrößerte Milz

Meine Erkrankung wurde vor zwei Jahren entdeckt. Bereits ein halbes Jahr vorher hatte ich das Gefühl, dass mein Magen empfindlicher wurde und ich nicht mehr so viel essen konnte. Die Internistin, die ich deshalb aufsuchte, sah im Ultraschall, dass die Milz stark vergrößert war und auf den Magen drückte. Die Milz liegt ja an der linken Seite unter den Rippen in Richtung des Zwerchfells. Sie hatte sich bei mir auf das fünffache vergrößert (19 cm) und vorgeschoben, aber das war mir selbst gar nicht aufgefallen.

Da auch die Blutwerte nicht gut waren, wies mich die Internistin sehr schnell ins Krankenhaus ein. Die Ärzte dort vermuteten gleich, dass es ein Lymphom (Geschwulst im Lymphsystem) sei. Die Milz ist, wie ich inzwischen gelernt habe, ein Teil des Lymphsystems, und die Lymphknoten waren ebenfalls befallen und sichtbar vergrößert. Ich hatte keine Vorstellung, was das bedeutete. Man sagte mir, es könnte Morbus Hodgkin oder Non-Hodgkin – beides ist Lymphdrüsenkrebs – sein.

Die Diagnose war ein großer Schock

In der Klinik wurde mir Knochenmark entnommen und es wurden die verschiedensten Röntgenaufnahmen gemacht. Es waren schreckliche Tage, die ich dort verbringen musste. Ich war in einer uralten Abteilung untergebracht, in einem Mehrbettzimmer mit schwerstkranken Menschen. Dort fühlte ich mich sehr verloren.

Als mir der Arzt die Diagnose – Non-Hodgkin – mitteilte, war das für mich ein großer Schock. Ich konnte nicht glauben, dass ich bei meiner sehr bewussten und gesunden Lebensweise eine derart bösartige Erkrankung bekommen konnte. Ich ernähre mich vegetarisch, bewege mich viel, praktiziere seit 15 Jahren Yoga, habe eine positive Lebenseinstellung und dann passiert so etwas!!

Auch meine Freunde waren sehr erstaunt über meine Krebserkrankung. Ich fragte mich, warum ich erkrankt war und ob ich etwas falsch gemacht haben könnte.

Ein langsam wachsendes Lymphom

Vor dem 1. Mai 2003 konnte ich zum Glück für ein paar Tage nach Hause gehen, bevor ich zur Lymphknotenentnahme wieder aufgenommen wurde. Die Gewebeentnahme war für eine genaue Diagnose wichtig, aber es war zunächst unklar, wo die Probe entnommen werden sollte. Die Milz eignet sich nicht dafür, da sie zu weich ist, und die vergrößerten Lymphknoten lagen sehr tief im Bauchraum hinter der Aorta und waren nicht zugänglich. Schließlich wurde ein Lymphknoten unter dem Arm entnommen, der kaum auffällig war.

Diese Gewebeprobe wurde hier im Krankenhaus und parallel in einem Frankfurter Institut untersucht. Beide Ergebnisse stimmten überein. Die Zellstruktur wurde analysiert, das Stadium der Krebsentwicklung und die Wachstumsgeschwindigkeit festgestellt.

All das ließ sich an diesem unauffälligen Achsellymphknoten feststellen, den sie entnommen hatten. So wurde herausgefunden, dass wahrscheinlich fast alle Lymphknoten betroffen waren, da es sich um eine Systemerkrankung und nicht um eine Organerkrankung handelte. Da das Gebiet zu groß war, war es nicht möglich, operativ zu behandeln oder Strahlentherapie einzusetzen.

Die Diagnose des externen Institutes war die gleiche wie jene im Krankenhaus: Langsam wachsendes Lymphom Grad II im Stadium 4a, das heißt, dass das Organ (Milz) und das System befallen waren und das Knochenmark ebenfalls.

Drei Wochen lang musste ich auf das Untersuchungsergebnis aus Frankfurt warten. Diese Zeit empfand ich als sehr schlimm, obwohl ich eigentlich schon wusste, dass die Erkrankung bösartig war – aber man hofft natürlich trotzdem noch.

Nach den belastenden Tagen im Krankenhaus und dem Warten auf das »Urteil« konnte ich endlich selbst wieder aktiv werden und mir die nächsten Schritte überlegen.

Auf der Suche nach Behandlungsalternativen

Mir war klar, dass ich verschiedene Meinungen hören möchte und habe daher bei der Freiburger Klinik angerufen, um dort eine zweite Meinung einzuholen und alle Befunde noch einmal zu besprechen. Es dauerte jedoch wieder ein paar Wochen, bis ich dort einen Termin bekam.

In dieser Klinik hatte ich mit zwei Ärzten zu tun, die unabhängig voneinander ihre Empfehlung gaben, das fand ich ganz gut. Zusätzlich dazu gab es noch ein Rahmenprogramm mit einer Ernährungsberaterin und einer Physiotherapeutin, die Ratschläge geben konnten.

Da dieses Krankenhaus »Klinik für Tumorbiologie« heißt, hatte ich mir vorgestellt, dass die Ärzte auch einen biologischen oder alternativen Ansatz vertreten. Es enttäuschte mich ziemlich, dass sie rein schulmedizinisch ausgerichtet waren. Trotzdem ist eine zweite Beurteilung sicher sinnvoll.

Dringende Empfehlung zur Chemotherapie

Die Freiburger Ärzte rieten mir noch dringender zur Chemotherapie als der Onkologe zu Hause: »Ihre ganzheitlichen Vorstellungen können Sie erst einmal vergessen, vielleicht können Sie später noch darauf zurückgreifen, aber jetzt ist Chemo angesagt. Sie unterschätzen, wie ernsthaft krank Sie sind und nehmen das zu sehr auf die leichte Schulter!«

Als ich nach ganzheitlichen Behandlungen fragte, meinten die Ärzte, es gäbe nichts anderes als Chemotherapie. Sie konnten mich auch an niemanden verweisen, der eine andere Sichtweise vertrat. Gleichzeitig betonten sie die Dringlichkeit der chemotherapeutischen Behandlung so sehr, dass ich dachte: »Mein Gott, jetzt bin ich so krank, da ist Hopfen und Malz verloren!« Ich fühlte mich richtiggehend »weich geklopft« und dachte, dass mir nichts anderes übrig bliebe als der Chemotherapie zuzustimmen.

Auch familiär stand ich unter Druck, da mein Mann andere Vorstellungen hatte als ich. Er hatte furchtbare Angst, dass ich etwas falsch mache, den richtigen Zeitpunkt für die Behandlung verpasse und hinterher nichts mehr zu retten sei. Er war mit mir nach Freiburg gefahren und wollte nun, dass ich die Empfehlungen dort befolge. Er hatte es vielleicht noch schwerer als ich, da er große Angst hatte und wenig tun konnte. Insofern stand ich mit meinen Vorstellungen alleine da und kam sehr unter Druck.

Ich hatte wenig Angst

Mein Mann dachte oft, ich würde den anderen etwas vormachen. Wenn ich mit den Kindern telefonierte, die von meiner Diagnose alle sehr geschockt waren, wirkte ich immer relativ positiv und gar nicht besonders verzweifelt. Er konnte sich das nicht vorstellen und sagte: »Spiel ihnen doch nichts vor!«

Ich überprüfte mich daraufhin auch und stellte fest, dass es für mich im Augenblick so stimmte. Natürlich wollte ich es für die anderen nicht noch schlimmer machen, aber ich musste mich nicht verstellen, wenn ich sagte wie es mir geht.

Nachdem ich die Diagnose bekommen hatte, setzte ich mich zunächst sehr mit dem Tod auseinander und auch das empfand ich nicht als beängstigend. Ich hatte das Gefühl, dass ich ein schönes Leben gehabt hatte und ich es akzeptieren müsse, wenn es zu Ende gehen sollte.

Ich hatte keine Angst und auch nicht das Gefühl, noch viel erledigen zu müssen oder gerade erst etwas angefangen zu haben. Es war ein Glück und hilfreich für mich, dass die Angst mir nicht die Energie raubte.

Sicherlich halfen mir auch das Yoga und meine Lebensweise, eine andere Einstellung zu Leben und Tod zu entwickeln. Langsam versöhnte ich mich wieder mit dem Yoga, weil ich sah, dass es mich bei der Krankheitsbewältigung unterstützten konnte. Zuerst hatte ich das Gefühl, dass es mich im Stich gelassen oder ich es falsch gemacht hatte, weil es mir nicht geholfen hatte, gesund zu bleiben.

Meine Mutter hat mir immer vorgelebt, nicht zu schnell in Angst und Panik zu verfallen, sondern darauf zu vertrauen, dass sich, auch in ganz schwierigen Situationen, Lösungen finden.

Ein Jahr, bevor ich den Befund bekommen hatte, erkrankte eine Arbeitskollegin an Krebs. Damals setzte ich mich sehr mit dieser Erkrankung auseinander und überlegte, wie ich ihr helfen könnte. So hatte ich schon viele Bücher zu diesem Thema zu Hause, die ich nun für mich brauchen konnte. Die Kollegin ging für ihre letzten Wochen in ein Hospiz und ich konnte sehen, wie gut es ihr in dieser Einrichtung ging und wie sie umsorgt wurde. Sie fühlte sich dort so verwöhnt wie schon lange nicht mehr. Ich stellte mir vor, dass eine Unterbringung im Hospiz auch für mich eine Möglichkeit wäre, wenn ich sterben müsste.

Entscheidung für die Chemotherapie

In Freiburg wurde mir eine bestimmte Chemotherapie empfohlen, die individuell zusammengestellt wird und sich genau dosieren lässt. Erst nach längerer Diskussion stimmten die Ärzte zu, bereits nach zwei Chemoabschnitten zu prüfen, ob sich etwas verändert hat, und nicht erst nach vier Behandlungen.

Die Chemotherapie sollte ich zu Hause am Bodensee machen. Die Therapievorschläge des dortigen Onkologen und der beiden Freiburger Ärzte entsprachen sich. Das war einerseits eine Bestätigung, andererseits fühlte ich mich dadurch massiv unter Druck gesetzt. Als ich aus der Freiburger Klinik kam, war ich fix und fertig und stimmte schließlich der Chemotherapie zu. Alle waren erleichtert, dass »die Hildegard« endlich zur Besinnung gekommen war.

Doch erst abwarten und beobachten

Da ich jedoch von dem Entschluss zur Chemotherapie innerlich nicht überzeugt war, blieb ich nicht lange dabei: Am Freitag hatte ich zugestimmt und als ich am Sonntagmorgen aufwachte, war mir plötzlich ganz klar, dass ich zu diesem Zeitpunkt keine Chemotherapie machen wollte. Die Entscheidung war auf einmal sehr einfach: Wenn das Lymphom langsam wächst und ich es vermutlich schon ein paar Jahre habe, dann kann ich auch noch ein Vierteljahr mit der Chemotherapie warten. Ich kann erst einmal beobachten, wie es sich verhält und ob es weiter wächst.

Für die Ärzte erschien die Chemotherapie so dringend, weil meine sehr große Milz die anderen Organe beeinträchtigte und die Erkrankung auf diese übergehen könnte. Ich bin jedoch davon ausgegangen, dass in einem Vierteljahr nichts Furchtbares passieren kann, wenn die Milz schon jahrelang gewachsen ist. Sollte sie sich weiter vergrößern, könnte ich mich dann immer noch für die Chemotherapie entscheiden.

Eine Therapeutin, die sich für mehr interessiert als die Zellstruktur

Bereits im Mai, während der schrecklichen Wartezeit auf den Gewebebefund, hatte ich eine homöopathische Behandlung angefangen. Ich war schon vorher ab und zu bei dieser Ärztin gewesen und auch in den Wechseljahren hatte mir die Homöopathie geholfen. Schon nach der sehr ausführlichen Anamnese ging es mir besser. Mit meinem Onkologen konnte ich über meine individuelle Auffassung von Leben und Krankheit überhaupt nicht sprechen.

Die Homöopathin führte mit mir ein dreistündiges Anamnesegespräch, bei dem mir wieder einiges klarer wurde. Sie begleitete und betreute mich sehr persönlich und ich konnte sie jederzeit anrufen. Es tut einfach gut, wenn jemand da ist, der sich für mehr interessiert als die Zellstruktur und die Größe der Milz.

Die homöopathische Behandlung

Eine homöopathische Therapie ist immer eine Unterstützung – auch während einer Chemotherapie -, um in einen besseren körperlichen wie seelischen Zustand zu kommen. Die Ärztin gab mir Q-Potenzen (hoch potenzierte homöopathische Mittel), durch die die Wirkung schneller zu erkennen ist, und es möglich ist, die Mittelgabe eher zu ändern, wenn sich die Arznei nicht als die Richtige herausstellt. Ich bekam die Aufgabe, mich genau zu beobachten und führte monatelang Listen über alle körperlichen und psychischen Veränderungen. Täglich notierte ich in einer Skala von 1 bis 10, wie es mir ging, wie ich beispielsweise geschlafen hatte, ob ich Druck, Übelkeit spürte oder ob ich Hautveränderungen feststellte. Damit gewann die Ärztin einen Überblick über meine Reaktionen auf das Mittel.

Mir fällt es schwer, mich immer so aufmerksam zu beobachten. Manchmal merke ich gar nicht, wenn sich etwas an der Haut oder an der Stimmung verändert. Die Homöopathin will das natürlich alles genau wissen und es ist eine gute Übung.

Ich hatte großes Vertrauen zu meiner Homöopathin. Gleich zu Beginn der Behandlung sagte sie, dass sie bei mir nicht lange ausprobieren werde. Wenn sie in Bezug auf das Mittel unsicher sei, schicke sie mich sofort in die homöopathische Klinik von Dr. Spinedi in der Schweiz. Ich war neugierig auf diese Klinik und wäre ganz gerne dort hingefahren, andererseits sah ich es als Glücksfall an, hier eine Ärztin zu haben, die ich jederzeit sprechen kann und die in engem Kontakt zu diesem Spezialisten steht.

Sie meinte, wenn ich starke Angst vor der Krankheit hätte, solle ich die Chemotherapie machen, aber wenn ich weniger ängstlich sei, wäre es ihr recht, wenn ich meine Entscheidung noch ein bisschen hinausschöbe. Dann habe sie mehr Spielraum, die Reaktionen auf ihr Mittel zu testen. Sie war deshalb auch sehr froh über das von mir angekündigte Vierteljahr Wartezeit. Glücklicherweise fand sie das richtige Mittel sehr schnell – auch, weil sie mich kannte, vieles schon wusste und weil ich seit Jahren kaum pharmazeutische Medikamente gebraucht hatte. Sie selbst hatte bereits Erfahrung mit Krebspatienten. Es war klar, dass sie mich unterstützen würde, mit oder ohne Chemotherapie. Ich hatte nicht erwartet, dass die Homöopathie wirklich eine Wende bringen würde. Meine Hoffnung war nur, dass sie mich und mein Immunsystem stärkt. Da ein Lymphom eine Erkrankung des Immunsystems darstellt, ist es umstritten, inwieweit man das Immunsystem durch ergänzende Mittel unterstützen soll. Man befürchtet, dadurch auch den Krebs zu stärken. Der Onkologe in Freiburg riet mir deshalb von zusätzlichen Vitaminen ab, da das kontraproduktiv sein könnte, und so erschien mir die Homöopathie als hervorragende Alternative zur Stärkung meiner Abwehrkräfte.

Das Lymphom wird kleiner

Wir hatten Glück! Schon nach einem Vierteljahr hatte sich die Milz deutlich verkleinert und auch das Blutbild war sehr viel besser geworden. Angesichts dieser Ergebnisse war es nicht mehr sinnvoll, Chemotherapie einzusetzen, und so warteten wir wieder ein Vierteljahr, um zu sehen, wie es weitergeht. Der Onkologe sagte, dieses Lymphom habe die Tendenz zu ondulieren, womit er meinte, dass es aufwärts und abwärts gehe. Ein Rückgang sei daher nicht so erstaunlich, aber es könne auch wieder ansteigen.

Bei der Kontrolluntersuchung erzählte ich dem Onkologen, dass ich mich homöopathisch behandeln lasse. Er winkte nur ab und wollte nichts davon wissen. Viele Schulmediziner klammern dieses Thema völlig aus. Schon zu Beginn der Behandlung im Mai, als mein Mann ihm von der homöopathischen Behandlung berichtet hatte, meinte er, das wäre völlig wirkungslos.

Als mir nach drei Monaten von dem Onkologen der Rückgang des Lymphoms bestätigt wurde, war ich natürlich sehr erleichtert. Jetzt konnte ich ohne äußeren Druck weiter abwarten. Und es war klar, dass ich die homöopathische Behandlung fortsetzen würde.

Spontanremission

Bei der zweiten Kontrolluntersuchung nach sechs Monaten zeigte sich der Rückgang noch deutlicher. Im Untersuchungsbericht stand: »Abwartendes Verhalten wird anempfohlen, möglicherweise Spontanremission«. Anfangs hatte mich der Onkologe alle drei Monate untersucht, jetzt verlängerte er die Abstände auf fünf Monate. Zurzeit ist so gut wie nichts mehr zu sehen, die Milz ist nur noch ganz leicht vergrößert. Wenn man die Vorgeschichte nicht kennen würde, könnte man nichts finden.

Im Untersuchungsbericht vom 19.1.05 heißt es:

»Diagnose: Follikuläres Lymphom Grad II, Stadium 4a, Erstdiagnose: 5/03. Spontane Rückbildung von abdominalen Lymphomen, 8/03 schon weit zurückgegangen, anhaltend bis 1/05. Milz nur noch grenzwertig vergrößert. Weiteres beobachtendes Abwarten.

Zusammenfassung: Bei der wohlauf und in guter körperlicher Verfassung befindlichen 66-jährigen Patientin ergibt die klinische, labormäßige und bildgebende Kontrolluntersuchung eine anhaltende (spontane) partielle Remission des 5/03 diagnostizierten Lymphoms. Neue Kontrolle in einem halben Jahr.«

Nach dem ersten Vierteljahr der homöopathischen Behandlung war die Entwicklung beinahe so weit fortgeschritten, wie sie heute ist. Hätte ich mich einer Chemotherapie unterzogen, hätte man sicher angenommen, die Remission wäre dadurch erreicht worden. Ich kann natürlich auch nicht mit Sicherheit behaupten, dass die Homöopathie das bewirkt hat. Aber sie hat mich auf jeden Fall unterstützt und gestärkt.

Theorien über die Krankheitsentstehung

Mit 60 fing für mich ein neuer Lebensabschnitt an und rückblickend denke ich, dass diese Umstellung nicht so gut geklappt hat.

Zu Beginn meines Ruhestandes wollte ich noch einmal etwas Neues anfangen. Ich wollte mein Leben verändern, aufs Land ziehen, an die frische Luft und mich mit Tieren, Erde und Pflanzen beschäftigen. Eine Freundin von mir lebt im Grünen, etwa zwei Stunden von uns entfernt. Mit ihr hatte ich schon wegen eines Zimmers verhandelt, um zeitweise draußen zu leben. Ich wollte jedoch gerne gemeinsam mit meinem Mann rausziehen und habe ihn mit meinen Umzugswünschen lange bedrängt. Für ihn kam das jedoch nicht in Frage, denn er lebt gerne in der Stadt.

Die scheinbare Unmöglichkeit, unsere Wünsche unter einen Hut zu bekommen, bremste mich sehr; ich gab meine eigene Lebensvorstellung auf und resignierte ein wenig. Ich wollte unsere Ehe nicht gefährden und dachte: »Es geht uns doch gut. Ich habe doch alles: eine nette Familie, Ehe, Wohnung und Freunde. Was willst du denn eigentlich noch?«.

Heute denke ich, dass es noch etwas gibt, was die Seele betrifft und was sie endlich gebraucht hätte – was ich jedoch einem anderen nicht so klar machen konnte.

Vielleicht wäre ich nicht krank geworden, wenn ich zu diesem Zeitpunkt mein Leben geändert hätte? Das ist nicht nachweisbar, aber ich vermute, es könnte damit zusammenhängen.

Ein anderer Schwachpunkt, den ich anfangs mitverantwortlich machte, ist meine Esserei. Ich ernähre mich sehr bewusst, esse aber abends zu viel und zu spät, obwohl ich weiß, dass es ungesund ist. Diese Gewohnheiten haben sich über lange Zeit eingeschlichen und lassen sich schwer ändern, was mir bis heute ein ungutes Gefühl macht.

Simonton-Therapie

Gleich zu Beginn meiner Erkrankung erfuhr ich von den Seminaren, die der amerikanische Psychoonkologe Carl Simonton in Deutschland hält. Mein Mann und ich nahmen an einem 5-tägigen Kurs teil: Das war eine ganz wichtige Erfahrung, die vielleicht sogar einen Wendepunkt darstellte.

Für unsere Beziehung war es sehr wertvoll, dass mein Mann zu diesem Seminar mitkam und mitarbeitete. Das wird geschickt organisiert: Das Seminar kostet ziemlich viel, aber die Teilnahme einer Begleitperson ist erwünscht und kostenlos. So fällt es den Partnern leichter mitzukommen. Es wurde auch sehr auf die Angehörigen eingegangen und ihnen beispielsweise vermittelt, dass sie sich selbst nicht zu sehr aufgeben sollen.

Ich konnte während des Seminars einen Schritt machen, den ich mir früher nicht zugetraut hätte. Simonton meint, dass die Krankheit einem oft die Erlaubnis zu solchen Schritten gibt. Er nennt das Krankheitsgewinn. Ich hatte vorher ein Buch von ihm gelesen und wusste ein bisschen, worauf es ankommt. Bei mir war es das Thema Groll, das noch zu bearbeiten war.

Alten Groll auflösen

Zusätzlich zu dem Seminar mit allen Teilnehmern wurden wir zu bestimmten Zeiten in einer Kleingruppe mit zwei anderen Paaren von einer Psychologin betreut, wo wir über persönliche Dinge reden konnten. Wir hatten Glück, denn eine offene und kompetente Therapeutin bot uns eine Doppelstunde für ein Paargespräch an. Bei mir hat sich ein lang aufgestauter Groll gelöst. Ich hatte Vorwürfe gegenüber meinem Mann, die ich einfach nicht losgeworden war und die sich immer wieder meldeten, was für unsere Beziehung eine große Belastung war. In einem Rollenspiel kam das alles zum Vorschein. Die Psychologin ließ meinem Mann die Wahl, ob er sich das anhören oder rausgehen wolle. Mein Mann blieb und hörte zu. In dieser einen Sitzung konnte sich bei mir ganz viel lösen, indem ich meinem Groll Ausdruck verleihen konnte. Langfristig war das für unsere Beziehung ein entscheidender Schritt, der Unmut und die latenten Unstimmigkeiten waren aufgelöst und machten wieder mehr Nähe möglich. Vor diesem Seminar hatte mein Mann öfter gesagt: »Du meinst, ich bin schuld an deiner Erkrankung.« Das war für uns beide sehr belastend.

Die Therapeutin bot uns an, dass wir sie anrufen könnten, wenn wir nicht alleine zurechtkämen. Das gab uns einigen Rückhalt.

In dieser Kleingruppe konnte ich auch über meine Umzugspläne reden. Alle, auch die Psychologin, machten mir ein bisschen Angst, dass die Ehe auseinander geht. Aber wir haben es doch umgesetzt und ohne Trennung geschafft.

Lebensveränderung durch die Erkrankung

Noch im ersten Sommer nach der Diagnose veränderte ich mein Leben und zog aufs Land. Wenn es denn sein soll, kommen die Dinge oft wie von selbst auf einen zu. Bekannte von uns hatten einen Bauernhof umgebaut und dort eine Werkstatt und eine homöopathische Tierarztpraxis eingerichtet. Sie boten mir an, das Dach für mich auszubauen, wenn ich mich finanziell beteilige. Ich fand es schon mal ganz mutig, dass sie mich überhaupt fragten, denn sie wussten, dass ich Krebs habe. Sie meinten, es würde mir gut tun, dort mit dem Garten und den Tieren zu leben. Da es auch nicht sehr weit bis zur Stadt war, entschied ich mich dafür und zog noch im September 2003 dort ein.

Plötzlich stand also diesem langgehegten Wunsch nichts mehr im Wege. Auch mein Mann ermutigte mich, das zu tun, was mir gut tut. Er wohnt weiterhin in der Stadt und ich draußen. Er besucht mich dort und ich fahre zu ihm, wo ja auch unser Freundeskreis lebt und Aktivitäten stattfinden. Mein Raum auf dem Land ist einfach wunderbar. Er wurde mit ökologischen Materialien ausgebaut und ich fühle mich in ihm sehr geborgen und naturverbunden. Auch mit den Tieren und dem Garten fühle ich mich sehr wohl.

Zweifellos war mein Umzug eine entscheidende Lebensveränderung und auch ein gewisser Loslösungsprozess aus der Ehe, allerdings ohne sie dabei zu zerstören. Es ist einfach so: Ich brauche dieses und mein Mann braucht jenes für sein Leben. Vorher dachte ich immer, wir müssten zusammen umziehen, auf die Idee, dass es auch getrennt geht, bin ich gar nicht gekommen.

Wir treffen uns jetzt viel bewusster. Wenn wir abends telefonieren, hat jeder etwas zu erzählen, und es ist nicht alles so selbstverständlich. In unserem Alter ist jedoch eine solche räumliche Trennung nicht üblich. Das hat auch im Freundeskreis viele irritiert und bei einigen Angst ausgelöst. Für uns ist das aber eine positive Erfahrung.

Allein leben

Ich war während meines ganzen Lebens nicht allein. Ich heiratete sehr früh und war immer mit Partner und Familie zusammen. Den Wunsch alleine zu leben hatte ich schon lange, umso schöner ist es, dass ich es nun verwirklichen konnte. In einer früheren Krisensituation hatte ich schon einmal zu meinem Mann gesagt: »Lass mich einfach mal ein Vierteljahr irgendwo für mich sein!«

Nachdem die Kinder von zu Hause ausgezogen waren, lebten wir zwar zu zweit, aber mein Mann war und ist sehr mit sich und seinen Arbeiten beschäftigt. Es macht einen gewaltigen Unterschied aus, ob man allein für sich ist oder sich neben einem anderen allein fühlt. Es war für mich ein Bedürfnis, einen Raum zu bewohnen, der nur für mich da ist, und dabei gleichzeitig in Beziehungen eingebettet zu sein. Das finde ich wunderbar und wirklich sehr bereichernd. Es macht mich zufriedener als in der gemeinsamen Wohnung, wo jeder nach anderen Vorstellungen lebt. Ich kann zwar auch dort machen, was ich will, aber die Wohnung hat eine ganz andere Energie.

Die Frage ist nur: Braucht man erst Krebs, um so einen Wunsch umzusetzen? Es müsste doch auch anders möglich sein!

Weitere Gesundheitsmaßnahmen

Ich ließ meinen Schlafplatz auspendeln und stellte danach die Betten entsprechend um, da ich seit den Wechseljahren nur noch sehr schlecht schlafen konnte. Nach der Bettumstellung wurde das zunehmend besser, ich muss nachts nur noch einmal aufstehen und schlafe auch gleich wieder ein. Das ist solch ein Genuss! Vielleicht half die Bettenumstellung, vielleicht das homöopathische Mittel oder auch die Besserung der Krankheit?

Außerdem ließ ich mir einen toten Zahn ziehen. Nach Aussage meines Zahnarztes stand er auf dem Meridian, der für das Lymphsystem zuständig sein soll. In meinem Mund gibt es noch einen weiteren toten Zahn, der jedoch nicht weiter belastend zu sein scheint. Sicher weiß man das allerdings nie. Auch die Homöopathie geht davon aus, dass die Zähne eine große Rolle spielen.

Da im Blutbild keine Mangelerscheinungen nachweisbar waren, musste ich keine immunstimulierenden Mittel oder Vitaminpräparate einnehmen. Es hätte auch schaden können, von irgendwelchen Mitteln zu viel einzunehmen.

Meine Ernährung stellte ich ein wenig um. Ich hatte mich lange Zeit aus ethischen Gründen vegetarisch ernährt und dabei nichts vermisst. Heute esse ich jedoch auch einmal ein Stückchen Fleisch, wenn ich weiß, wo es herkommt. Ich war nie wahnsinnig streng, und gehe jetzt noch lockerer damit um.

Mein Bedürfnis nach frischer Luft ist extremer geworden. Ich könnte den ganzen Tag draußen verbringen, weshalb mir die Natur und die Gartenarbeit auch so wichtig sind. Wenn ich in geschlossenen Räumen bin, zum Beispiel in Geschäften, bekomme ich fast Platzangst und fühle mich beengt.

Man darf sich nicht überfordern

Ich glaube, die Erkrankung hat mir Kraft genommen. Das lässt sich nicht so leicht messen, da es ja auch mit dem Älterwerden zusammenhängen kann. Vor zehn Jahren konnte ich natürlich mehr leisten, aber ich glaube auch, dass ein solcher Heilungsprozess Kraft braucht. Jetzt pendelt sich meine Energie langsam wieder ein und ich bin zufrieden damit.

Heilmeditation in der Gruppe

Ich befasse mich seit einiger Zeit mit buddhistischer Meditation und arbeite täglich mit der Vorstellung von einem heilenden Licht. Dabei nehme ich sozusagen die Heilkraft von oben in Anspruch. Simonton arbeitet mit ähnlichen Bildern. Da mir durch die Heilmeditation sehr geholfen wurde und ich davon etwas weitergeben möchte, gründete ich eine kleine Gruppe für gemeinsame Heilmeditation. Die Vorstellung, dass ich mich für diese heilenden Kräfte öffnen kann, unterstützt mich sehr und ist sicher auch ein

Grund dafür, dass es mir so gut geht. Als ganz überstanden kann ich die Erkrankung noch nicht ansehen, obwohl sie eigentlich weg ist. Aber es könnten ja trotzdem noch bösartige Zellen im Körper sein, die wieder aktiv werden können.

Ein Jahr nach der Diagnose beunruhigte mich eine Hautstelle über dem Auge, die immer schorfiger wurde. Meine Homöopathin empfahl, sie entfernen zu lassen. Zum Glück war es kein schwarzes Melanom. Allerdings war es ein bösartiger, jedoch nicht so aggressiver, heller Hautkrebs. Das schreckte mich sehr auf, da ich mich schon so gesund fühlte und auch so viel für mich getan habe. Mein Immunsystem scheint noch nicht stark genug zu sein; mich in Sicherheit zu wiegen, wäre ein Fehler.

Meine Wünsche

Ich möchte gerne irgendwo mithelfen – ob das nun in der Krebsberatung oder in anderer Form sein wird, weiß ich noch nicht. Es ist mein Bedürfnis, in einer Hilfsaktion mitzuarbeiten und Not zu lindern. Da es mir so gut geht und ich diese Heilung als Geschenk ansehe, möchte ich auch etwas für andere tun.

Es ist mir auch wichtig, meine Heilungserfahrungen weiterzugeben; eine Zeit lang schrieb ich Tagebuch, das ich vielleicht noch auswerten kann. Wenn es mir weiterhin so gut geht, werde ich vermutlich auch demnächst meiner Mutter helfen. Sie ist 89 Jahre alt und ganz fit, kann aber nicht mehr allein sein. Das bekommt ihr psychisch nicht gut und beschleunigt den Abbau. Vielleicht gehört es zu meinem Weg, zu ihr nach Freiburg zu gehen und diese Aufgabe zu übernehmen. Dann würde ich die Wohnung auf dem Land aufgeben. Es ist nicht mein Ziel, frei zu sein und nur nach meinem Vergnügen zu leben, sondern ich will auch etwas Nützliches tun. Ich will Aufgaben übernehmen und mich nicht in Watte packen.

Ich bin überglücklich und dankbar, dass es mir möglich war, diesen Weg zu erkennen und zu gehen. In dieser Hinsicht fühle ich mich sehr privilegiert. Manchmal denke ich, dass ich die wichtigen Entscheidungen gar nicht selbst gefällt habe. Es gab in mir oft eine innere Klarheit, ich musste dann so handeln, als gäbe es gar keine Alternative.

Ich weiß nicht, wie mein Leben weitergeht, aber im Moment ist es auf jeden Fall richtig gut. Wenn man derartiges mitgemacht hat, hilft einem das natürlich, etwas intensiver zu leben. Für mich heißt das, dass ich nach Möglichkeit nichts mehr mache, was mir die Kraft nimmt und für mich keinen Sinn ergibt. Vor allen Dingen versuche ich Ärger und Angst zu vermeiden. Dieses Negative brauche ich nicht.

Meine Empfehlung an andere

Ich rate anderen Betroffenen, sich nicht zu schnell vom ersten Arzt ins Krankenhaus und zur Operation schicken zu lassen, sondern erst mal darüber zu schlafen und mit anderen zu sprechen. Ich habe das Gefühl, die Behandlung wird oft überstürzt angegangen, auch wenn noch ein paar Tage Bedenkzeit möglich wären. Außerdem würde ich mir mein Leben, meine Wünsche und Sehnsüchte ansehen und versuchen herauszufinden, ob noch etwas fehlt, um mich vollständig zu fühlen. Es geht ja darum, unsere Ganzheit zu erreichen. Wichtig ist auch, sich Zeit für sich zu nehmen und sich zurückziehen zu können. Mir hilft es, in der Meditation Fragen zu stellen: Dabei mache ich die Erfahrung, dass ich auf eine gewisse Weise Antworten bekomme oder Klarheit gewinne, wie es weitergeht.

Man sollte nicht so schnell handeln, sondern erst ein wenig abwarten und dann den nächsten Schritt gehen.

Ende des ersten Interviews 2004

Immer wieder kommt die Angst:

In diesem Zeitraum bin ich wohl viermal in Panik geraten, weil ich das Gefühl hatte, irgendetwas in mir stimmt nicht. Was mir in solchen Situationen immer geholfen hat und bis heute gut tut, ist ein ausführliches Gespräch mit meiner Homöopathin (inkl. des Mittels, das sie für mich gefundenen hat). Auch Kontrolluntersuchungen mit Blutbild und Sonografie konnten mich beruhigen. Nie gab es einen negativen Befund und ich fand stets meine Ruhe wieder.

2003 – im Jahr meiner Erkrankung – heiratete Peter, mein jüngster Sohn und meine Tochter wurde im Alter von 42 Jahren überraschend schwanger – das Leben ging weiter! Ich rappelte mich wieder auf und fühlte mich klarer und offener.

Dann kam es noch einmal ganz schlimm:

Peter wurde Anfang 2005 sehr krank, beginnend mit enormen Schmerzen im linken Bein, die nur noch durch Opiate gelindert wurden. Es war – wie bei mir – ein Lymphom, allerdings sehr untypisch und daher als Krebserkrankung erst sehr spät diagnostiziert worden.

Er litt unter den Chemotherapien, während seine Frau mit dem ersten gemeinsamen Kind schwanger war. Das war viel schlimmer als meine Erkrankung, es war grausam!

All meine Erfahrung half ihm nicht, er musste sterben, als seine Tochter acht Wochen alt war. Sie ist heute Trost und Freude für uns.

Ich habe ihn im Sterben begleitet. Es war eine sehr schöne Erfahrung für mich, dass er sich für meine Heilmeditation öffnete, obwohl er zu derartigen Verfahren bis dahin überhaupt keinen Zugang hatte. Es geht dabei um das Einströmen von Licht und Liebe, sowie um Visualisierungsübungen nach C. Simonton. Peter wollte darin von mir angeleitet werden und sagte, sie täten ihm gut.

Jetzt noch einmal zurück **zu den bei mir Angst auslösenden Symptomen:**

2005 etwa ein dreiviertel Jahr nach Peters Tod litt ich unter unerträgliche Schmerzen im linken Bein. Ich denke, dass ich mich irgendwie körperlich mit meinem Sohn über diesen Schmerz identifizierte. Ich suchte meinen Onkologen auf – kein Befund.

2006 im September starb eine enge Freundin von mir an Bauchspeicheldrüsenkrebs. Wir wohnten im selben Haus und ich besuchte sie oft. Nach ihrem Tod entwickelte ich das Hauptsymptom ihrer Krankheit: Ich verlor auf unerklärliche Weise Gewicht, bekam Angst und suchte wieder den Onkologen auf – kein Befund.

Glücklicherweise bin ich nicht wirklich krank geworden. Allerdings sehe ich eine Gefahr darin, selbst körperlich geschwächt zu werden, wenn ich nahe stehende, schwer erkrankte Menschen intensiv begleite. Zurzeit bin ich damit befasst, wie ich seelisch nah und doch dabei körperlich abgegrenzt bleiben kann.

Diese Überlegungen sind für mich auch bedeutsam im Umgang mit meiner 93-jährigen Mutter, die ich im Wechsel mit meinen Geschwistern in ihrem Haus versorge und betreue.

2009 - 6 Jahre nach meiner Erkrankung und dreieinhalb Jahre nach Peters Tod fühle ich mich wieder kraft- und freudvoll. Freundinnen sagen: »Du siehst aber gut aus!«

Ich denke die Erfahrungen mit meiner eigenen Erkrankung und meinem Heilungsweg, aber auch die Erfahrungen von Peters Erkrankung, die zum Tod führte, haben mich sehr wachsen lassen und seelisch gestärkt.

Ich habe das alles durchgestanden. Gerade bin ich 70 geworden und ich werde mich auch durchs höhere Alter zuversichtlich durchwurschteln.

Der Tod schreckt mich nicht.

Suse: Ich bin sehr dankbar für mein Leben

Jahrgang 1961, arbeitet als Lehrerin an einer Schule. Sie lebt mit ihrer Freundin in einem Haus mit Garten. 1997 wurden bei ihr in beiden Brüsten Tumoren entdeckt.

Meine Erkrankung liegt schon eine ganze Weile zurück. Im Sommer 1997 fühlte ich mich oft sehr schlapp. Zuerst meinte ich, es läge am Eisenmangel und ich nahm entsprechende Mittel ein, die mir diesmal jedoch nicht halfen.

Ich hatte einfach keine Kraft mehr

Ich studierte damals noch und hatte mich inzwischen daran gewöhnt, dass ich morgens nicht mehr so gut aus dem Bett kam. Ich war früher immer eine Frühaufsteherin gewesen, der es gar nichts ausmachte, um sechs Uhr den Tag zu beginnen. Jetzt stand ich um sechs auf und fiel um sieben Uhr wieder ins Bett.

Mein enormes Schlafbedürfnis erklärte ich mir mit Kreislaufproblemen. Ich war gerade frisch verliebt, musste mich aber gleichzeitig auch von meiner vorherigen Freundin lösen, mit der ich 16 Jahre zusammengelebt hatte; das war ziemlich viel für mich. In meiner Erinnerung lag ich damals hauptsächlich nur im Bett und fühlte mich kraftlos. Wenn ich Seminare an der Uni hatte, fuhr ich am Vorabend nach Flensburg zu meiner neuen Freundin Suse (wir haben den gleichen Namen), um morgens einen kürzeren Weg zu haben. Suse ging immer früh zur Schule und wenn sie nachmittags wiederkam, war ich manchmal nicht in der Uni gewesen, was mir gar nicht ähnelt.

Trotz dieser Schwäche merkte ich nicht, dass grundsätzlich etwas mit mir nicht stimmte. Dabei dachte ich immer, ich hätte ein gutes Gefühl für meinen Körper.

Ein Besuch beim Heiler

Durch Zufall erfuhr ich, dass ein Heiler aus Syrien in Hamburg war. Er hatte chinesische Medizin studiert und sollte ein guter Diagnostiker sein. Angelika, meine frühere Freundin, war eben von einer Amerikareise zurückgekommen und hatte ein unangenehmes Gefühl, dass sich in ihrer Brust etwas verändert hatte. Wir machten deshalb gemeinsam einen Termin bei dem Heiler – ich fuhr mit, weil ich meinen Rücken behandeln lassen wollte. Mit 20 Jahren hatte ich einen Scheuermann (Verbiegung der Wirbelsäule) gehabt und seitdem leide ich häufig unter Rückenschmerzen.

Der Heiler tastete die Meridiane an meinem Rücken ab und diagnostizierte daraufhin mehrere Geschwülste in der Brust: Knoten und Verwachsungen. Er fragte mich ganz entsetzt, ob ich das nicht gemerkt hätte.

Es waren mehrere Knoten in beiden Seiten, die, so glaube ich, sehr langsam gewachsen waren. Meine Brüste waren klein und sehr fest, wie bei einer 14-Jährigen. Sie waren auch erst spät gewachsen – ich war überhaupt eine Spätentwicklerin. Ich bin Sportlerin und Handwerkerin, na ja, und meine Brüste spielten in meinem Leben keine besondere Rolle. Niemand sollte sie anfassen, sie sind auch nur klein, nicht weiter zu beachten. Sie waren hart, aber ich hatte gedacht, das wären Muskeln.

Ich konnte erst gar nicht glauben, was der Heiler sagte. Es kam mir so irreal vor; ich dachte, ich könnte alles mögliche bekommen, aber doch keinen Krebs! Dafür beschäftigte ich mich schon zu lange mit meiner Gesundheit und mit gesunder Ernährung. Und wenn ich psychische Probleme hatte, konnte ich mit meinen Freundinnen darüber reden. Ich konnte nicht verstehen, wie die Erkrankung entstehen konnte und auch nicht glauben, dass ich es selbst nicht bemerkt hatte. Aber das war dann ja wohl so.

Zum Glück bekam ich von dem Heiler und seiner Schülerin Hilfe angeboten. Die Schülerin hatte selbst einen Krebstumor gehabt und diesen mit seiner Hilfe und durch Selbstheilung auflösen können. Zunächst verlangte der Heiler jedoch von mir, eine Mammografie machen zu lassen, damit ich nicht am Ende das Gefühl hätte, da wäre gar nichts gewesen.

Der Arzt, der die Mammografie machte, diagnostizierte Veränderungen in der Brust und empfahl dringend, eine Gewebeprobe entnehmen zu lassen. Darauf verzichtete ich, da ich mich nicht operieren lassen wollte.

Energiebehandlung und Fasten

In den ersten Wochen führte der Heiler, der aus Damaskus stammte und nur kurzfristig in Hamburg war, eine Energiebehandlung an mir durch, die später seine Schülerin weiterführte. Nach einem halben Jahr sah ich ihn noch einmal und telefonierte später nur noch mit ihm. Die ganze Therapie dauerte etwa neun Monate.

Anfangs fanden ein bis zwei Behandlungen wöchentlich statt, später wurden die Abstände zwischen ihnen größer. Eine meiner beiden Freundinnen fuhr mich jeweils hin.

Selbst die Fahrt war anstrengend für mich, da ich sehr entkräftet war. Der Heiler empfahl mir zur Entgiftung eine Diät, die langsam eingeführt wurde: Zuerst wurden gebratene und gebackene Speisen verboten, dann gab es bestimmte ausgewählte Nahrungsmittel, die ich weglassen sollte. Die Liste der Einschränkungen wurde immer kompletter, bis zum Schluss nichts mehr übrig blieb. Ich trank schließlich nur noch frisch gepressten Gemüsesaft. Wenn ich großen Hunger hatte, konnte ich gekochtes Getreide oder gedünstetes Gemüse essen. Davon sollte ich jedoch so wenig wie möglich zu mir nehmen, um den frisch gepressten Saft nicht daran zu hindern, seine volle Wirkung zu entfalten. Meine Freundinnen pressten jeden Tag zwei bis drei Liter Saft und schleppten eine Menge Gemüse an, was viel Arbeit war. Zusätzlich zum Saft trank ich noch etwas von einem Honig- und Kräutergemisch, das mir der Heiler gegeben hatte. Wenn man wirklich gutes Gemüse nimmt und davon nur die Essenz, also das Ausgepresste, bekommt man eigentlich alle Stoffe, die der Körper braucht, und er muss sich nicht mit Faserstoffen belasten, sondern kann seine Energie nutzen, um die Knoten aufzulösen.

Außer Gefahr

Im Laufe der Behandlung sagte der Heiler, ich sei jetzt außer Gefahr. Das Risiko der Verbreitung über die Lymphbahnen bestehe nicht mehr, denn es befänden sich keine Tumore mehr im Muskel-, sondern nur noch im Drüsengewebe. Im Muskelgewebe sei es gefährlicher und wenn wir den Krebs da entfernt hätten, dann bekämen wir den Rest auch weg. Jetzt würde seine Schülerin weitermachen und ich könnte die Behandlung mit meiner eigenen Kraft und der Diät unterstützen. Zusätzlich dazu massierte ich meine Brüste regelmäßig mit einer Spezialsalbe (Chi-Creme).

Bei den Behandlungen legte die Heilerin ihre Hände auf und schickte mir Energie, anschließend musste sie sich selbst Energie holen. Sie nahm bei der Behandlung ganz viel von dem auf, was in meinem Körper passierte.

Der Heiler arbeitete zusätzlich noch mit Shiatsu-Massage. Manchmal verursachte er mir richtige Schmerzen, wenn er an bestimmten Punkten mit seiner ganzen Kraft drückte. Aber ich hatte keine Angst davor; nicht so, als wenn mir jemand eine Spritze verpassen würde. Es war einfach ein ganz anderes Gefühl.

Es war unglaublich, was die Heilerin erspüren konnte

Wenn die Heilerin ihre Hände auf meine Brust legte und ich hatte eine volle Blase, dann sagte sie: »Eine von uns beiden muss jetzt mal aufs Klo«, weil sie das in ihrer Blase spürte. Bei den ersten Behandlungen musste sie weinen, weil sie so viel versteckte Trauer in mir fühlte, die ich selbst nie bewusst wahrgenommen hatte.

Während meiner Krankheit hatte ich gar nicht die Kraft, darüber nachzudenken. Zuerst einmal musste ich meinen Körper in Ruhe kurieren. Später arbeitete ich ganz viel auf, auch noch alte Sachen mit meiner früheren Freundin Angelika, die schwierig gewesen waren. Davon war noch viel zu erledigen und ich konnte einiges abschließen.

Es war für mich faszinierend, dass die Heilerin all das spüren konnte. Zuerst war es mir allerdings peinlich, ich fühlte mich, als ob jemand meine Zimmertür aufmachte und sagte: »Was ist denn da für eine Müllkippe?« Aber dann fand ich es gut, dass sie das kanalisieren konnte. Sie weinte für mich, als ich die Kraft für anderes brauchte, und ich konnte das Problem später bearbeiten. Dieses Aufräumen ist vermutlich eine Lebensaufgabe.

»Hast du ein Huhn im Haus?«

Ein halbes Jahr lang hielt ich strenge Diät. Der Heiler meinte, es müsse eigentlich reichen, ich müsste jetzt stark sein wie ein Pferd und es müsste mir gut gehen. Leider fühlte sich das für mich anders an.

Ich war kraftlos, schlief wahnsinnig viel und hatte zeitweise Wortfindungsstörungen, so dass ich befürchtete, das Gehirn sei ein bisschen unterversorgt. Es gab Zeiten, in denen ich dachte, jetzt reicht es!

Ich habe keine Sekunde Angst gehabt – überhaupt nicht. Warum, weiß ich nicht. Ich merkte nur, dass andere um mich Angst hatten. Als der Heiler schließlich jedoch meinte, dass die Tumore besiegt seien, ging es mir trotzdem körperlich schlechter als vorher.

Während der gesamten Diät war Salz ebenfalls verboten gewesen und ich hatte das Gefühl, dass mein Körper nun massiv danach verlangte.

Meine beiden Freundinnen drängten mich, den Heiler in Damaskus anzurufen. Bei dem Telefonat fragte er: »Hast du ein

Huhn im Haus?«, und gab mir ein Rezept durch. Ich sollte mir Hühnerfleisch und eine Zwiebel besorgen, das Ganze einmal kurz aufkochen und abgießen. Das Hühnerfleisch sollte sieben Stunden kochen, dann könnte ich die Brühe trinken. Ich sagte ihm, dass ich ganz notwendig Salz brauche, mein Kreislauf verlange danach. Eine Prise durfte ich nehmen, aber mehr nicht.

Am nächsten Abend trank ich diese abgekochte Hühnerbrühe mit Salz, was ich normalerweise nicht besonders genossen hätte. Die Freundinnen saßen mir gegenüber. Ich weiß noch, dass Suse sagte: »Guck dir das an, die Augen fangen an zu leuchten und die Wangen werden rot.« Es wirkte, als hätte ich plötzlich eine Intensivspritze Leben bekommen. Damit war die Diät auch zu Ende. Von da an ging es aufwärts und seitdem esse ich Hühnersuppe als therapeutisches Mittel, zum Beispiel bei Grippe.

Der Heiler meinte, der Körper brauche Zeit, bis die Gifte draußen seien. Wir hatten ja nichts heraus geschnitten oder gezogen. Der Körper musste alles selbst abbauen und ausscheiden und das dauerte eine Weile. Mein Körper hatte auch nicht so viel Kraft. Damals wog ich nur 54 Kilo, was ein bisschen wenig war bei 1,85 m Körpergröße. Es war nicht viel Masse da, die arbeiten konnte.

An der Behandlung habe ich nicht gezweifelt

Während meiner Fastenzeit wurde ich manchmal sehr traurig. Als das Frühjahr kam, wusste ich nicht, ob ich noch ein weiteres Jahr erleben würde, wusste nicht, ob ich das alles schaffen könnte. Ich dachte: »Ich möchte eigentlich gern noch ein bisschen weiterleben, ich lebe so gerne. Es gibt so viele Dinge, die ich noch erfahren möchte, und ich wäre traurig, wenn ich das nicht mehr könnte.«

Den Tod selbst fürchtete ich nicht. Für mich war nur völlig klar, dass ich nicht ins Krankenhaus gehen und an mir herumschneiden lassen würde. Vor den Schmerzen und vor dem Ausgeliefertsein an diese Maschinerie Krankenhaus hätte ich panische Angst, besonders davor, dass ich nicht mehr mitbestimmen kann. Ich bin überhaupt noch nie stationär im Krankenhaus gewesen, außer einmal drei Tage wegen eines Hörsturzes, und ich erlebte bisher noch keine Operation.

Ich wusste nicht, ob die Behandlung Erfolg haben würde. An der Methode an sich zweifelte ich aber nicht. Für mich war völlig klar, dass ich in guten Händen war und meinen Weg gehen würde. Ich bin sehr, sehr dankbar dafür, dass das geglückt ist.

Ich hatte keine Angst. Ich wusste, meine Freundinnen und ich und vor allem auch die Heilerin, wir tun, was wir können, und entweder reicht die gemeinsame Kraft und Liebe oder sie reicht nicht. Meine Freundin Suse hatte Angst. Angelika hatte keine Zeit dazu, weil ihr Vater damals mit Krebs im Sterben lag. Ich glaube, ihr wurde erst hinterher bewusst, welche Krankheit ich tatsächlich hatte. Aber es war gut für mich, dass sie keine Angst zeigte.

Um Weihnachten herum hörte ich nachts mehrmals auf zu atmen. Da passte Suse auf mich auf und bekam dabei selbst keinen Schlaf.

Ich hatte viel Unterstützung

In meiner Erinnerung ging es mir damals psychisch ziemlich gut. Wir wollten in eine Kommunegruppe ziehen und verbrachten dort auch Weihnachten. Als ich dort einmal stolperte und hinfiel, waren alle ganz besorgt und wollten mich gleich ins Bett tragen. Ich fand das ziemlich übertrieben, immerhin war ich auch vor meiner Erkrankung ab und an gestolpert.

Suse wohnte während dieser Zeit in einer Frauen-WG, in der ich mich viel aufhielt. Ich fühlte mich immer in der Gemeinschaft aufgehoben und war nicht alleine. Manchmal schickte ich meine Freundin Suse weg, weil es nicht mein Job sein konnte, sie zu beruhigen. Das mussten andere tun, es waren ja genug da.

Zwei Weihnachtsfeste vergingen, an denen ich nicht bei Kräften war, aber im Frühjahr darauf ging es aufwärts. Dann kam der erste Geburtstag, den ich ganz bewusst mit dem Gefühl wahrnehmen konnte, wieder richtig dabei zu sein und mich wieder aktiv einmischen zu können.

Da ich während der Behandlungszeit kaum arbeiten konnte, bekam ich allmählich finanzielle Probleme. Ich sprach daraufhin mit meinen Eltern und sagte ihnen, dass ich krank sei und Geld für den Heiler brauche. Die Behandlung kostete je nach Dauer bis zu 300 Mark und dazu kam noch die Fahrt nach Hamburg. Manchmal dachte ich während der Behandlung, hoffentlich dauert es heute nicht so lange, weil ich das nicht bezahlen kann. Meinen Eltern war es möglich, mir das Geld zu geben. Insgesamt handelte sich um 2.000 Mark – die haben sie mir sofort geschenkt.

Zum Leben brauchte ich nicht so viel. Ich wohnte zuerst noch in einem kleinen Haus mit Angelika und so war es nicht sehr schlimm, wenn ich zwischendurch nichts beisteuern konnte. Von daher hatte ich allerbeste Voraussetzungen. Gelegentlich arbeitete ich – ich hatte damals eine kleine Werkstatt und reparierte Blockflöten – und dann kam wieder etwas Geld rein, aber nicht regelmäßig.

An der Uni stieg ich für ein halbes Jahr völlig aus und informierte die Professoren, weshalb ich aussetze. Im nächsten Semester wohnte ich nur drei Minuten von der Uni weg. Trotzdem besuchte ich nur ein einziges Pflichtseminar und lag vorher und hinterher im Bett.

Ein verändertes Körpergefühl

Insgesamt habe ich nach der Krankheit vielleicht zehn Kilo zugenommen. Von vorher 65 kg bin ich jetzt bei etwa 75 kg. Das ist bei meiner Größe in Ordnung, aber ich habe lange gebraucht, um mich daran zu gewöhnen.

Die Brüste sind nach der Behandlung viel größer und weicher geworden, als wenn sie sich entknotet hätten. Sie spielen plötzlich eine Rolle, zum einen, weil ich ihnen dankbar bin, dass sie das geschafft haben, und zum anderen sind sie jetzt viel mehr präsent. Sie sind mindestens doppelt so groß wie vorher und stören auch manchmal. Aber das sage ich ihnen nicht, es ist ja gut, dass sie das überlebt haben. Ob ich meinen Körper so oder so schöner finde – die Hauptsache ist, er hat es überstanden!

Wenn Frauen früher gesagt hatten, dass sie beim Laufen die Brust festhalten oder einen BH anziehen müssten, konnte ich das einfach nicht nachvollziehen – plötzlich wusste ich, wovon sie sprachen. Beim Sport renne ich jetzt halt mit BH rum. Aber den Preis zahle ich doch gerne.

Wie unterschiedlich der Umgang mit dem eigenen Körper sein kann, sah ich bei Angelikas Freundin. Sie hatte riesengroße Brüste, die sie sehr störten, und bekam Brustkrebs. Ich riet ihr, zu dem Heiler zu gehen. Wir hätten sie finanziell auch unterstützen können. Aber es war gar nicht ihr Ziel, die Brüste zu erhalten. Im Gegenteil, sie war froh, dass ihr eines dieser lästigen Teile abgenommen wurde. Die andere Brust wurde verkleinert und seitdem ist sie glücklich.

Ich möchte nicht bewertet werden

Ein wichtiges Thema, bei dem ich mich immer wieder kontrolliere und hoffe, etwas verändert zu haben, ist die Leistung. Ich komme aus einer sehr leistungsbezogenen Familie. Vieles, was nicht Arbeit ist, empfinden meine Eltern als Zeitverschwendung. Sie meinen beispielsweise, dass es völlig übertriebener Luxus ist, am Sonntag länger als 20 Minuten zu frühstücken. Dagegen muss ich mich immer wieder abgrenzen.

Wir bleiben gerne morgens ab und zu länger im Bett liegen, und können auch eine Stunde frühstücken, wenn viel zu erzählen ist.

Als meine Eltern mich fragten, was sie für mich tun können, antwortete ich: »Erstens brauche ich Geld, um den Heiler zu bezahlen, und zweitens möchte ich aus eurem Leistungsschema entlassen werden.« Am liebsten auf Lebenszeit, aber das traute ich mich nicht zu sagen.

Der schwierigste Punkt war, mich selbst auch daraus zu entlassen. Es begegnen mir immer wieder Menschen, die diesen Leistungsdruck und -vergleich an mich herantragen. Wenn ich merke, dass ich dadurch in großen Stress komme, befürchte ich manchmal, dass ich nichts gelernt habe und wieder krank werden könnte. Das war es doch, was ich lernen sollte: mich nicht mehr in diesen Leistungsdruck pressen zu lassen, nie wieder fünf Dinge gleichzeitig in Angriff zu nehmen! Ich mache genug, um mein Leben zu regeln und das reicht! Ich muss nicht die Beste sei! Ich muss auch nicht Mamas beste Tochter sein!

Damals konnten meine Eltern das verstehen. Eine schwere Erkrankung ist eine Ausnahme und so konnte ich, wenn ich bei ihnen war, schlafen gehen oder mich zurückziehen wie ich wollte. Das wurde alles akzeptiert. Meine Mutter erschreckte meine Krankheit sehr und sie sorgt sich auch jetzt, wenn ich einmal abgespannt aussehe. Aber wenn ich sage: »Ich komme das nächste Wochenende nicht«, obwohl es verabredet war, wird es schwierig. Für die Zeit der Genesung konnte sie das nachvollziehen, aber inzwischen muss ich aufpassen, meine Bedürfnisse nicht hintenanzustellen.

Meine Freundin ermahnt mich manchmal, nicht so viel zu tun. Sie kann Dinge besser als ich unerledigt liegen lassen. Wir sind in dieser Hinsicht sehr verschieden und ich lasse mich gelegentlich durch Unordnung und Chaos stressen. Das ist nicht immer einfach. Aber sie versucht auch, mir Druck zu nehmen indem sie beispielsweise sagt: »Bleib noch liegen, wir müssen jetzt nichts tun und du schon gar nicht«.

Öffentliche Auseinandersetzung mit der Erkrankung

Zum Studienabschluss schrieb ich eine Hausarbeit zum Thema »Transformation – Die Rauminstallation als Strukturelement biografisch/sozialer Erkundung« und baute in den Räumen der Universität eine Installation. Dabei setzte ich mich auf einer allgemeinen Ebene mit den Erfahrungen der Erkrankung und des Heilungsprozesses auseinander. »Krankheit, insbesondere Krebs kann nicht als Privatangelegenheit gesehen werden, als persönliches, zu bedauerndes, möglichst verstecktes oder bei gelungener Heilung zu bewunderndes Einzelschicksal. Krankheit gehört in die Gesellschaft, wird von ihr ausgelöst und hat auch neben der persönlichen eine soziale Funktion. Wer krank ist, hat manchmal das Recht, sich auf die Reservebank zu setzen oder kann sich dieses Recht dann endlich nehmen. Damit gewinnt die/der Einzelne eine neue andere Sichtweise auf sich selbst, das eigene Leben und das soziale Umfeld.« (Aus der Hausarbeit »Transformation«)

Ich denke, es ist wichtig Rückzugsmöglichkeiten zu haben – auch wenn man nicht krank ist. Angelika hatte eine Freundin, die sich mit Hilfe ihrer verschiedenen Krankheiten Freiräume schaffte. Das finde ich völlig inakzeptabel. Sollen alle erst krank werden, damit sie Freiraum kriegen können? – Oder werden sie krank, weil sie ihn nicht haben?

Der Unterschied zwischen krank und gesund ist ziemlich schwierig zu definieren – ob viel Lebensenergie da ist oder ob nur noch auf Sparflamme gelebt wird. Und irgendwo dazwischen befinden sich die meisten.

Es war mir wichtig, das Schweigen und Verstecken von Krankheit zu überwinden. Ich wollte andere ermutigen und mit ihnen ins Gespräch kommen. Bei meiner Installation sollten zwei Räume entstehen, paarig und dennoch verschieden, wie zwei Brüste. Ich wollte sie eigentlich innen mit Draht verstärken und außen mit Pappmaché formen. Wegen der Größe ließ es sich jedoch so nicht realisieren – der dünne Draht hielt das nicht aus. Als die Wände zu schwanken anfingen, merkte ich, dass ich Hilfe brauchte.

Es war zum Teil viel mühsame Klebearbeit. Suse half mir viel und auch andere Freundinnen unterstützten mich. Als Erstes baute ich die Rückzugshöhle. Daran arbeitete ich viel alleine oder mit Suse, ganz in Ruhe, Stück für Stück. Beim zweiten Teil band ich Äste als Gestell zusammen, das wir mit vier Frauen aufgerichteten. Im Rückzugsraum standen ein Bett und mein Entsafter, die zwei wichtigsten Dinge aus der Zeit meiner Krankheit. Den offenen Raum habe ich mit Sitzgelegenheiten ausgestattet und unter anderem zum Arbeiten und Diskutieren mit Kommilitoninnen genutzt.

Ich hatte in der Installation ein Heft ausgelegt und um Rückmeldungen gebeten. Eine davon war, dass es schön wäre, wenn die Installation stehen bleiben könnte. Das Projekt wurde viel beachtet und interessierte andere. Einer meiner Kunstdozenten machte mit seinem Seminar dort eine Fragestunde.

Ich arbeitete insgesamt bestimmt ein halbes Jahr an dieser Installation, die für mich auch ein Abschluss der Auseinandersetzung mit der Krankheit war.

Vermutungen über die Krankheitsentstehung

Ich habe das Gefühl, dass es mich krank macht, wenn ich mich dem Willen anderer zu sehr unterwerfe oder ich zu sehr irgendwelchen Anforderungen entsprechen will. Ich glaube, dass ich in dieser Hinsicht nach wie vor auf mich aufpassen muss.

Ich bin belastbarer geworden – ziemlich belastbar. Aber als ich anfing, an der Schule zu arbeiten, bekam ich vor all den neuen Anforderungen Angst. Es war ziemlich anstrengend, weil ich viele Fächer unterrichten musste, die ich nicht studiert hatte und ich sehr viel Arbeit investieren musste. Da hatte ich Sorge, ich könnte wieder krank werden. Ich brauchte zum Ausgleich viel Zeit nur mit mir und das erforderte Geduld von meinen Freundinnen.

Letztes Wochenende machte ich noch einmal eine Erfahrung, bei der mir einiges deutlich wurde. Ich war in der Nähe des Hauses meiner Eltern, um mein Boot zu holen und wollte ihnen bei dieser Gelegenheit eine Leiter zurückbringen. Vorher hatte ich ihnen zweimal am Telefon gesagt, dass wir erst spät und nur kurz vorbeikommen. Wir kamen eine Stunde später als ich gehofft hatte und mein Vater begrüßte uns schon ganz merkwürdig. Als ich fragte, ob sie sauer wären, sagte meine Mutter: »Nein, sauer nicht, aber schon ein bisschen enttäuscht.« Da merkte ich: das war genau das Belastende. Nur diesmal wusste ich zum ersten Mal, dass es *ihre* Enttäuschung ist und nicht meine.

Es kann durchaus krank machen, jahrelang dieses Gefühl »Mutter ist enttäuscht« mit sich herumzutragen. Wenn sie mich doch einmal angebrüllt hätte wegen der Schularbeiten, die ich nicht gemacht hatte. Ich habe oft heimlich nachts Schularbeiten gemacht, damit meine Mutter nicht mitbekommt, dass es Probleme mit der Schule gab. Aber ihre Enttäuschung bestand darin, dass sie nichts von mir mitkriegte.

Dieses Leistungsthema, das mit einem »Du enttäuschst mich« verbunden wird, ist wirklich ein harter Brocken. Als Kind entkommt man dem nicht. Verhalten und Körpersprache sagen: »Du hast mich extrem enttäuscht«, und aus dem Mund kommt: »Wir sind natürlich ein bisschen enttäuscht.«

Meine Mutter hatte mit 34 Jahren ebenfalls Krebs – Hautkrebs. Ich möchte nicht noch einmal erkranken, also passe ich nach Möglichkeit auf mich auf.

Bei diesem letzten Besuch konnte ich mich wehren: »Es tut mir Leid, aber ich habe deutlich gesagt, dass wir nur kurz und spät kommen. Wie sieht das jetzt für dich aus, möchtest du, dass wir gleich wieder fahren?« Nach zwei Stunden hatten wir einen total netten Abend und haben ewig gequatscht.

Durch die Erkrankung bin ich unangenehmer geworden

Früher dachte ich oft, dass es ganz viel hilft, wenn ich anderen gut zu Diensten bin. Jetzt denke ich: Vielleicht hilft das ja jemandem, mir jedenfalls nicht. Ich bin nicht mehr so angenehm. Ich war früher nie sauer geworden, nie lauter. Mit Suse hatte ich mittlerweile ziemlich heftige Auseinandersetzungen. Sie konnte erleben, dass ich mich geändert habe und mehr Forderungen stelle.

Suse und ich hatten auch Zeiten, in denen ich dachte, dass es nicht mehr weitergeht. Diesen Sommer jedoch entschieden wir uns zu heiraten. Zuerst war es für mich nur wichtig, um uns wegen unseres Hauses gegenseitig abzusichern, aber es bedeutet schlussendlich doch mehr. Es ist auch eine Entscheidung, alles gemeinsam durchzukämpfen und sich auch vor den Eltern zueinander zu bekennen.

In unserer Beziehung änderte sich schon vorher einiges und es ist auch jetzt noch viel in Bewegung. Anfangs hatten wir manchmal Probleme, weil ich viel Freiraum brauche und Suse mehr Nähe. Wir beide haben auch ganz gegensätzliche Geschichten. Ihre Eltern hatten eine Gastwirtschaft und waren nie da, so dass sie als Kind immer alleine sein musste.

Ich habe jetzt mein Arbeitszimmer mit einem Bett darin. Suse akzeptiert das und kann mir meinen Rückzug lassen. Manchmal fragt sie mich sogar, ob ich nicht in meinem Zimmer schlafen wolle. Zum Walking gehe ich regelmäßig ohne sie. Ich glaube, ihr ist klar, dass ich diesen Freiraum haben muss, wenn wir gut zusammen leben wollen.

Es gibt einen großen Lebenswunsch

Langfristig möchte ich in einer Frauengemeinschaft leben. Bei dem Kommuneprojekt, das wir mehrere Jahre mitgeplant hatten, waren die Anforderungen an Offenheit und Transparenz für uns zu groß gewesen, um sie realisieren zu können. Für mich ist eine solche Gemeinschaft ein Traum, aber ich möchte nur mit Frauen zusammenziehen, die mit beiden Beinen fest am Boden stehen – so wie ich auch. Für mich sind mittlerweile auch kleinere Wohnlösungen mit drei oder vier Frauen denkbar, was einfacher umzusetzen ist. Es ist nicht mein Ideal, nur zu zweit zu wohnen.

Meinen Körper pflege ich wie ein Werkzeug

Ich absolviere gerade eine Trainerausbildung für Breitensport. Früher segelte ich viel, was jedoch für den Rücken nicht sehr günstig ist, weshalb ich nach gesünderen Alternativen suche, wie zum Beispiel Nordic-Walking. Das ist in keiner Weise schädlich, selbst wenn ich Ehrgeiz entwickeln sollte. Ich habe immer viel Sport getrieben und dabei kann man den Körper auch ziemlich ramponieren.

Ich praktiziere Nordic-Walking regelmäßig und Yoga einmal wöchentlich in einer Gruppe. Wenn ich es schaffe, mache ich morgens früh auf dem Rasen – auch im Schnee – Tai-Chi, was ich sehr genieße. Ansonsten ist mir wichtig zu lachen und glücklich zu sein, was gewaltig dabei hilft, gesund zu bleiben. Mit dem Essen bin ich nicht mehr so streng, ich esse nicht mehr rein vegetarisch, sondern auch einmal ein Stück Geflügel.

Ich sehe meinen Körper als mein Werkzeug, mit dem ich pfleglich umgehen muss – und das macht sogar Spaß! Wenn ich ihn schlecht behandle, schade ich auch meiner Seele. Ich brauche den Körper einfach, um hier auf der Erde sein zu können. Es ist so selbstverständlich: genug schlafen, gut essen, mich mit Freundinnen treffen, der Seele und dem Körper gut tun. Ich behandelte meinen Körper früher zwar auch gut, aber damals kam noch diese leistungsbezogene Komponente hinzu. Zum Beispiel hackte ich im Winter große Mengen Holz. Jetzt kaufe ich es bereits gespalten und hacke nur, wenn wir einen Baum abgesägt haben. Ich baute früher viel am Haus und war auch stolz darauf, dass ich das alles machen konnte – obwohl ich keinen athletischen Körper habe und kein Mann bin. Von diesem ungesunden Ehrgeiz befreite ich mich langsam.

Der Hausmeister an der Schule sagte neulich: »Die anderen Frauen tragen zu zweit einen Tisch und du trägst alleine zwei.« Solche Anerkennung bedient wieder alte Muster. Ja, ich trage alleine einen Tisch und die anderen stehen da und quatschen, aber jetzt nehme ich mir vor, mich in Zukunft zurückzuhalten, damit mir nicht alles aufgeladen wird.

Es entsteht vielleicht der Eindruck, das mache mir alles gar nichts aus. Neulich gab es eine Konferenz, an der ich und eine zweite Lehrerin nicht beteiligt waren. »Ihr könnt ja schon mal die Klassenzimmer ausräumen«, hieß es, und ich wusste, dass die andere gar nichts tragen kann. Aber diesmal sagte ich Nein, und das war neu. Früher hätte ich gemeint: »Komm, wir beide machen das jetzt, du packst die Sachen zusammen und ich trage sie raus.« Ich merke, dass sich mein Verhalten verändert und ich besser auf mich aufpasse. Und ich bremse erst einmal, wenn mir jemand sagt, was ich machen soll.

Vielleicht bin ich manchmal auch zu vorsichtig geworden, besonders wenn es um meine Zeit geht – ich lerne das noch.

Ich empfinde große Dankbarkeit

Ich fühle mich sehr privilegiert, weil ich sofort Kontakt zu dem Heiler hatte. Ich hatte früher nie eine Mammografie machen lassen und war nur selten beim Arzt. Hätte ein Frauenarzt die Tumore entdeckt, wäre ich in einer völlig anderen Situation gewesen. Mir tun die Frauen sehr Leid, die in die Mühlen der Medizin geraten.

Auch während der Erkrankung war ich außer zur Mammografie bei keinem Arzt. Ich war in der glücklichen Situation, an der Uni selbst verantwortlich zu sein und so hatte ich auch keine Probleme mit Krankschreibungen.

Ich glaube nicht, dass ich zufällig krank geworden bin und es ist es auch kein Zufall, dass ich die Information über den Heiler bekommen habe. Ich frage mich manchmal mit Dankbarkeit und mit einem leicht zweifelnden Blick: »Ich habe eine so große Chance bekommen, habe ich daraus wirklich etwas gelernt?« Viele Menschen nahmen die Mühe auf sich, mich intensiv zu begleiten. Und es kostete mich viel Überwindung, meinen Eltern zu erzählen, dass ich krank bin. Manchmal wird mir das alles bewusst und ich denke darüber nach.

Ich kann wenig Allgemeingültiges für andere sagen

Ich glaube, dass die Tumore bei mir vielleicht lebensbedrohlich waren, sie aber langsam gewachsen sind. Ich weiß auch nicht, was es für eine Art von Tumoren in meinem Körper war. Es ist vielleicht untypisch, aber ich habe mich nicht sehr viel damit beschäftigt. Ich hatte ein Buch von einer Frau gelesen, die an Brustkrebs gestorben ist und noch ein, zwei Erfahrungsberichte und etwas über das Visualisieren.

An andere gebe ich gern die Telefonnummer der Heilerin weiter. Sie ist jederzeit erreichbar, obwohl es nicht ihr Hauptberuf ist. Sicher gibt es auch andere Wege, aber bevor man in die Mühlen der Schulmedizin gerät, würde ich erst versuchen, mit der Heilerin Kontakt aufzunehmen. Sie kann vielleicht nicht in jedem Fall helfen und man muss dabei auch selbst viel mitarbeiten. Aber ich glaube, dass man Krebs nicht einfach rausschneiden und vergessen kann.

Meiner Meinung nach hilft es, eine positive Einstellung zu haben und sich vor allem nicht in Panik versetzen zu lassen. Ich halte nichts davon, sofort ins Krankenhaus zu gehen und sich operieren zu lassen. Vernünftiger ist, erst einmal ruhig zu bleiben, mit Freundinnen zu sprechen und zu sehen, was für einen selbst richtig ist. Für mich war es wichtig zu fragen: »Will ich hier weiterleben? Ja, das will ich! Was will ich hier?« Dazu fielen mir einige Antworten ein. Dann habe ich weitergefragt: »Gut. Warum ist mein Leben jetzt so in Frage gestellt worden?«, und als mir das klar war, konnte ich das auch ändern. Bei mir war es beispielsweise der Ehrgeiz, der Mutter gefallen zu wollen, nicht zu enttäuschen, nicht böse zu sein. Mit Hilfe solcher Fragen konnte ich einen Plan entwickeln.

Wenn ich jetzt weiterlebe, dann brauche ich bestimmte Freiräume. Dann habe ich etwas, worauf ich achte und wofür es sich lohnt, zu kämpfen und eine zweite Chance zu bekommen.

In einer solch bedrohlichen Situation wie einer Krebserkrankung ist es absolut wichtig, Klarheit zu bekommen – wie in jeder

Krisensituation. Und es ist eine schwere Krise, wenn Körper und Gesundheit in Gefahr sind.

Ich bin sehr dankbar und glücklich, dass ich es geschafft habe.

Ende des ersten Interviews 2004

Wie es weiter ging: 2004-2009

Es hat sich sehr viel verändert. Vor drei Jahren war ich noch einmal krank. Ich litt fast ein Jahr lang unter Atemnot und musste an der Schilddrüse operiert werden.

Zum ersten Mal in meinem Leben habe ich ein Krankenhaus als Patientin erlebt. Da man kein bösartiges Gewächs an der Schilddrüse festgestellt hatte, konnte ich gelassen in die Operation gehen. Danach hat die verbliebene, halbe Schilddrüse die volle Funktion übernommen und ich lebe jetzt ohne Beeinträchtigungen.

In dieser Zeit trennte sich Susanne von mir. Für mich war dies völlig unerwartet und ein richtiger Schock. Inzwischen kann ich diese Entwicklung aber auch von einer positiven Seite sehen, wenngleich ich eine schwere und kraftlose Phase durchleben musste.

Meine Rettung in dieser Situation waren die Arbeit und meine körperliche Aktivität. Die Trennung war ein Grund dafür, dass ich mich um eine Stelle als Schulleiterin beworben habe. So kann ich das ursprünglich gemeinsame Haus weiter finanzieren. Insgesamt war es ein hartes Arbeitsjahr mit vielen privaten Turbulenzen.

Jetzt lebe ich in einer Phase des Sortierens und Aufräumens. Mir ist bewusst, dass ich zu viel arbeite, ich freue mich aber über meine Fähigkeit, die Arbeit hinter mir lassen und entspannen zu können, auch wenn die Auszeiten knapp bemessen sind. Im Umgang mit den Problemen anderer möchte ich professioneller werden und arbeite daran.

Es geht mir gut – fast immer – und: »Je ne regrette rien«.

Ursprung all meiner Lebensenergie ist die Liebe. Ich darf viel geben und ich bekomme viel, nach wie vor von Angelika, von meiner Familie, Eltern und Bruder, mit Susanne habe ich noch Kontakt und ich habe eine neue, wunderbare Liebste geschenkt bekommen.

Rückblickend kann ich sagen, dass mir bei der Überwindung der Krankheit die Behandlungen durch den Heiler und die Heilerin am meisten geholfen haben. Ohne ihre sichere Führung hätte ich die körperliche Heilung nicht geschafft.

Im Laufe der ersten Krankheit war mir klar geworden, dass ich mich gegen Normen, Anforderungen und Bewertungen besser abgrenzen muss. Die zweite Erkrankung hat mich noch einmal auf dieses Thema hingewiesen, und ich habe gelernt, mich vor Problemen im Zusammenhang mit meiner Arbeit besser zu schützen. Selbst heute muss ich immer noch darauf achten, mich im privaten und persönlichen Bereich mehr nach mir und meinen eigenen Bedürfnissen zu richten.

… und ich bin sehr dankbar für mein Leben, auch weil mein eigener Tod mir nur wenig Angst macht. Das Leben auf dieser Erde ist ein wunderbares und reiches Abenteuer, von dem ich lange noch nicht genug habe, ein riesengroßes Geschenk.

Viola:
Mir half es am meisten, selbst aktiv werden zu können

Jahrgang 1954, verheiratet, eine erwachsene Tochter. Sie arbeitet als Finanzbeamtin und ist ehrenamtlich als Qigong-Lehrerin tätig. 1998 wurde bei ihr Brustkrebs diagnostiziert.

Das Schicksal ereilte mich im Sommer 1998, als ich an meiner Brust eine Einkerbung entdeckte, die mich etwas beunruhigte. Meine Frauenärztin war leider gerade für vier Wochen im Urlaub und im Anschluss daran war ich verreist. So konnte der Termin erst im September zu Stande kommen. Ein gutes halbes Jahr vorher war ich bei der Krebsvorsorgeuntersuchung gewesen, bei der noch alles in Ordnung war.

Als die Ärztin mich jetzt untersuchte und den Ultraschall machte, zeigte sie ein ganz betretenes Gesicht. Sie meinte, das sehe nicht gut aus, ich solle sofort zur Mammografie gehen. Das erschreckte mich natürlich sehr.

»Das ist Krebs«

Der Arzt, der die Mammografie durchführte, war keiner von der sanften ruhigen Sorte, sondern eher ein Choleriker. Gleich nach den Aufnahmen verkündete er: »Da will ich Ihnen gar nichts vormachen, das ist Krebs. Das muss raus und am besten sofort.« Kein freundliches nettes Wort, nichts! Zum Glück war seine Assistentin mitfühlend und beruhigte mich etwas.

Meine Frauenärztin wollte mich gleich ins Krankenhaus einweisen, aber da meine Tochter ein paar Tage später Geburtstag hatte, wollte ich noch so lange warten. In dieser beunruhigenden Situation fiel der Geburtstag natürlich nicht sehr erfreulich aus.

Ein schnell wachsender Tumor

Am 22. September wurde ich operiert. Die Ärzte machten während der Operation einen Schnellschnitt, um herauszufinden, ob der Tumor bösartig ist. Es konnte brusterhaltend operiert werden, obwohl sie sehr viel wegnehmen mussten. Die Untersuchung in der Pathologie ergab, dass es sich bei mir um einen schnell wachsenden Tumor handelte, weshalb auf den Bildern, die ein halbes Jahr zuvor gemacht worden waren, noch nichts zu sehen war. Mittlerweile war der Tumor 3,5 cm groß.

In Anschluss an die Operation wurden eine Leberuntersuchung mit Ultraschall, ein Knochenszintigramm und eine Computertomografie gemacht. Der Verdacht, dass sich in der Leber bereits Metastasen gebildet hatten, bestätigte sich. Tja, das war keine erfreuliche Diagnose.

Mein Mann war wie vor den Kopf gestoßen und hatte große Angst um mich. Meine Tochter stärkte mir jedoch den Rücken und sagte: »Wenn eine es schafft, Mama, dann du!«

Obwohl die Erkrankung wie aus heiterem Himmel kam, nahm ich die Diagnose ziemlich ruhig auf und dachte: »Oh, jetzt hat es dich erwischt. Es sieht ja nicht so toll aus. Eigentlich fühlst du dich ja ganz gut, merkst auch nichts mit der Leber.«

Selbst nach der Operation ging es mir nicht schlecht. Ich hatte zwar noch sehr viel Flüssigkeit in der Narbe, die mit der Spritze herausgezogen werden musste. Aber da das Gewebe noch betäubt war, spürte ich das kaum.

Die Tumorkonferenz

Eine Woche nach der Operation gab es eine Tumorkonferenz, die ich mein Lebtag nicht vergessen werde. Vier Ärzte saßen zusammen in einem Raum des uralten Krankenhaus-Gebäudes und alle Frauen, die operiert worden waren, mussten im Wartezimmer Platz nehmen. Manche hatten schon vorher zu weinen angefangen – es war so deprimierend in diesem Raum. Ich war die letzte und durfte alle erleben, die vor mir reingingen und heulend mit erschreckenden Diagnosen wieder herauskamen. Es war das schiere Elend. Eine Frau schrie: »Ich will nicht sterben, ich will nicht sterben, ich habe doch noch kleine Kinder!« Nach dem Gespräch befanden sich tatsächlich alle Patientinnen in einem schlechteren Zustand als vorher. Ich rechnete ebenfalls mit dem Schlimmsten, wusste allerdings noch nichts von den Lebermetastasen.

Dann wurde ich vor das »Jüngste Gericht« geführt, so kam es mir jedenfalls vor. Die Ärzte saßen nebeneinander auf der einen Seite und ich als arme Sünderin auf der anderen Seite des Tisches. Alle machten ganz betretene Mienen.

Der Chefarzt, ein Österreicher, der leider nichts von dem sprichwörtlichen österreichischen Charme besaß, sondern vielmehr die Holzhammermethode praktizierte, ergriff das Wort. Er erklärte mir die Diagnose und sagte, dass es ein ganz aggressiver Krebs sei, das Schlimmste, was man sich überhaupt vorstellen könne. Zusätzlich sei auch noch die Leber voller Metastasen. »Wir müssen sofort Chemo machen. Kommen Sie am besten gleich morgen ins Krankenhaus N. rüber«.

Er war überrascht, als ich das ablehnte. Er guckte mich an und meinte, ich hätte ohnehin nur mehr eine Lebenserwartung von einem halben Jahr. Wenn ich keine Chemotherapie machen ließ, dann würde ich das wahrscheinlich auch nicht mehr erleben. So teilte er mir das mit!

Daraufhin spitzte ich – als Widder – meine Hörner etwas an und entgegnete, dass er die Entscheidung schon mir überlassen müsse.

Er wollte mir weismachen, dass ich die Chemotherapie nur im Krankenhaus machen könnte. Ich wusste aber, dass das auch ambulant möglich war, da ich mich im Vorfeld mit vielen Frauen aus den Nachbarzimmern unterhalten hatte. Man tut sich ja zusammen, um sich ein bisschen zu stützen. Während eines dieser Gespräche hatte ich von einer onkologischen Ambulanz erfahren, in der auch Chemotherapien durchgeführt werden. Dort wollte ich hingehen.

Als ich dem Arzt den Namen von dieser Praxis nannte, wurde er etwas ruhiger: »Der hat bei mir gelernt, der ist in Ordnung. Aber die erste Chemo, die müssen wir auf jeden Fall hier machen, damit wir sehen, ob Ihnen das Medikament überhaupt bekommt.« Er wünschte mir noch alles Gute und dann war ich entlassen.

Dem Professor, der mich operiert hatte, tat es sehr Leid, dass meine Diagnose so schlecht war. Er wünschte mir, dass die Chemotherapie bei mir wirke und meinte, ich sollte das Leben nicht vergeuden, auch wenn es nur kurz sein sollte, ich sollte die Chemotherapie also akzeptieren. Ich hatte nicht prinzipiell etwas gegen eine Chemotherapie einzuwenden, sondern etwas dagegen, in das Krankenhaus N. zu gehen. Ich hasste es geradezu – mein Vater war dort gestorben und die Räumlichkeiten sind grauenvoll.

Eine schreckliche Station

Am nächsten Tag wurde ich auf eben diese schreckliche Krebsstation verlegt. Es war ein ganz furchtbarer Bau, alt und unsagbar heruntergekommen. Ausgerechnet dort wurden Krebspatienten behandelt. Niemand, der nicht selbst dort gewesen ist, kann sich vorstellen, wie furchtbar es dort war. Die Fußböden waren aufgerissen, die sanitären Anlagen hundsmiserabel.

Nun hatte ich das Glück, Privatpatientin zu sein, und so bekam ich ein »wunderbares« Einzelzimmer, in dem außer dem Bett noch ein kaputter Stuhl war, auf den sich niemand setzen konnte. Als meine Tochter das sah, fragte sie: »Bist du hier in einer Absteige?« Das Handwaschbecken war ganz dreckig, aber ich hatte wenigsten einen schönen Blick, weil ich am Fenster lag.

Als ich die Chemotherapie bekam, sagte ich mir: »Dir wird nicht schlecht, du bleibst auf gar keinen Fall länger hier, du gehst morgen raus und wenn dir noch so übel ist. Sobald du laufen kannst, fliehst du aus diesem Zimmer!« So machte ich das auch. Am nächsten Tag ging es mir wirklich nicht gut und ich musste mich übergeben, aber es war mir egal. Mein Mann holte mich ab und ich wollte nur raus, raus, raus!

Mittlerweile wurde diese alte Station aufgelöst.

Chemotherapie

Als ich zu Hause war, ging es mir nicht besonders gut. Ich musste alle paar Tage in das Krankenhaus, in dem ich operiert worden war. In der Röntgenabteilung arbeitete ein netter, mitfühlender Arzt, der die Flüssigkeit aus der Narbe holte, damit sie besser abheilen konnte. Außerdem bin ich wieder zu meiner Ärztin und zu dem Onkologen gegangen. Alle vier Wochen musste ich für anderthalb Stunden zur Chemotherapie, wo mir diese eklige orange-neonfarbene Lösung injiziert wurde. Das war ein ganz scharfes Zeug, von dem mir innerhalb kürzester Zeit die Haare ausgingen. Besonders am Anfang hatte ich nach jeder Behandlung eine Woche lang mit Übelkeit zu kämpfen. Die Chemotherapie erstreckte sich in neun Zyklen über neun Monate, das war eine lange Zeit.

Im Krankenhaus hörte ich von einer Krebsnachsorgegruppe, die mit einer Physiotherapeutin Gymnastik macht. Ich nahm an den Kursen teil und lernte dort nette Frauen kennen. Zu der Zeit war ich noch krankgeschrieben.

Ein schwieriges Gespräch

Eine Frau aus der Gruppe erzählte mir von Frau W., einer Ärztin, bei der sie Qigong gelernt hatte. Das solle so gut sein gegen den Krebs! Ich ließ mir die Adresse geben und ging gemeinsam mit Antje, einer anderen Frau aus dieser Gruppe, zu ihr.

Zuerst führte sie bei jeder von uns eine Anamnese durch. Als sie von meiner Diagnose hörte, meinte sie nur, dass ich selbst schuld daran sei. Diese Art und Weise mit Menschen umzugehen, war ich nicht gewöhnt und ich musste ziemlich mit den Tränen kämpfen. Ich bin bestimmt nicht sehr zart besaitet, aber schon mit der Diagnose hatte ich eine verpasst bekommen und jetzt hier auch noch! Das war mir doch zu viel, besonders da ich auch durch die Chemotherapie nicht in der besten Verfassung war.

Sie meinte, ich hätte wohl Schwierigkeiten mit meinem Mann, wie denn unsere Ehe sei? Ich war total überfordert von ihrer Art zu fragen. Ich kannte sie ja überhaupt nicht. Sie erklärte in keiner Weise, dass die rechte Brust meist mit Problemen mit dem Vater oder Partner zu tun hat – das erfuhr ich erst später. Und tatsächlich: Ich hatte als Kind und auch noch als junge Frau große Schwierigkeiten mit meinem Vater gehabt. Einen Tag nach meinem 18. Geburtstag zog ich aus, weil ich sein cholerisches Verhalten nicht mehr ertragen konnte.

Frau W. entließ mich mit den Worten: »Das mit der Leber, das haben Sie schon lange! Warum haben Sie sich nicht gleich von Ihrem Mann getrennt?« Die Art dieser Ärztin verunsicherte mich völlig und als ich aus ihrer Praxis ging, war ich ausgesprochen deprimiert.

Trotzdem wollte ich unbedingt Qigong lernen und meldete mich für das nächste Seminar an.

Qigong

Antje und ich bekamen schon vor dem Seminarbeginn eine Extrastunde zur Einführung, damit wir gleich anfangen konnten zu üben. Frau W. zeigte uns, worauf wir achten sollten.

Der Winter war in diesem Jahr furchtbar kalt und es lag viel Schnee. Ich legte im Britzer Garten Trampelpfade an und lief – manchmal mit Antje, manchmal alleine – im Schnee zwei Stunden täglich immer im Kreis, was ein bisschen langweilig war. Aber wir konnten ja auch erst eine Übung. Wir übten fleißig, aber als dann das Seminar anfing, führte Frau W. uns für die anderen zur Belustigung vor.

»Ihr beide«, sagte sie immer, »ihr Schwestern«, weil wir beide so ähnliche Perücken hatten. Dann musste jede von uns die Übung vormachen und Frau W. lachte sich darüber halb tot und das vor 30 Leuten. Nachdem wir unser Fett weg hatten, durften wir alle nach draußen. Es war tröstlich, dass es den anderen auch nicht besser erging. Frau W. war immer sehr resolut.

Offensichtlich hatte ich eine Begabung für die Bewegungen, weil ich relativ schnell in dem Kreis der Fortgeschrittenen laufen konnte. Ich machte noch drei weiter Seminare bei Frau W., jeweils drei Tage, und selbst sie war schließlich ganz zufrieden.

Die erste Gruppe im Botanischen Garten

Ich übte jeden Tag Guolin-Qigong und lief mit ein paar Leuten, die ich vom Krankenhaus oder von der Nachsorgegruppe kannte, im Botanischen Garten. Von diesen acht Krebskranken bin ich die Einzige, die übrig geblieben ist. Dabei hatte ich die schlechteste Diagnose.

Durch Qigong bekam mir die Chemotherapie besser und es ging mir auch körperlich ganz gut.

Ich lief eisern zwei Stunden täglich, auch samstags und sonntags. Morgens, um sechs Uhr im Britzer Garten den Sonnenaufgang zu sehen, war wunderschön. Anfangs kam ich noch durch einen Seiteneingang in den Garten, der dann leider verschlossen wurde. Also ging ich eben durch die Kleingärten, wo die Hunde anfangs immer wild wurden, wenn sie mich sahen. Je besser ich jedoch die Bewegungen beherrschte, umso friedlicher reagierten sie. Offensichtlich konnten sie die Harmonie spüren.

Auch meiner Psyche ging es durch das Qigong immer besser. Ich wusste, dass diese Heilmethode genau das Richtige für mich war. Und tatsächlich zeigte die nächste Computertomografie, dass die Lebermetastasen kleiner geworden waren.

Eine falsche Diagnose

Im Krankenhaus hatte ich noch einige Ängste auszustehen, weil eine Ärztin nicht in der Lage war, die neuen Ergebnisse mit den vorherigen Bildern zu vergleichen. Mir ging es gerade wirklich viel besser und auch die Blutwerte waren in Ordnung. Aber sie sagte zu mir: »Sie müssen mal mit ihrem Arzt reden, das hat sich ja dramatisch verschlechtert. Sie müssen wohl eine andere Therapie machen.« Dabei war sie gar nicht für mich zuständig.

Nach dieser Nachricht war meine Psyche erst einmal im Keller. Erst nachmittags konnte ich den Professor anrufen und fragen, was denn im Einzelnen schlechter geworden sei. Er war ganz überrascht: »Wieso schlechter geworden? Das ist doch gut!« – Am liebsten hätte ich die Ärztin gewürgt.

Die Metastasen wurden kontinuierlich kleiner und es blieben schließlich nur noch zwei übrig. Damit konnte ich leben und es ging mir auch kräftemäßig sehr gut.

Rückfall und erneute Operation

Ich bin immer gern zur Arbeit gegangen und war wieder ganztags tätig, bis ich im Juli 2001 einen Rückfall hatte. In der gleichen Brust hatte sich erneut ein Tumor gebildet, der allerdings nur einen Zentimeter groß war.

Diesmal wurde ich von einem neuen Arzt operiert, der mir von seiner Operationstechnik vorschwärmte. Abgesehen davon, wie hervorragend ihm der Abnäher in der Brust gelungen war, interessierte ihn offensichtlich gar nichts. Mir war nur wichtig, dass der Tumor draußen war – wie die Narbe aussah, war mir in diesem Moment wirklich egal.

Zwei Tage nach der Operation konnte ich schon wieder Qigong machen, allerdings nicht die Sitzübung, bei der man die Arme sehr weit öffnen muss. Diese Bewegung spannte noch zu sehr in der

Brust. Ich machte stattdessen WuDang-Qigong. Das hatte ich ja in der Zwischenzeit ebenfalls gelernt und brachte es auch meiner Zimmernachbarin bei.

Der Oberarzt fragte mich, ob ich mit einer Patientin im Nachbarzimmer reden könnte, der es seelisch ganz schlecht gehe und ich würde so einen positiven Eindruck machen. Diese Frau war total verzweifelt, weil sie befürchtete, ihre letzte Stunde habe geschlagen. Wir machten dann zu mehreren zusammen Qigong, was uns alle sehr stärkte.

Ich hatte mir zu viel vorgenommen

Dieser Rückfall war natürlich für mich erst einmal ein Schock. Die Befunde hatten gezeigt, dass meine Leber besser geworden war, weshalb es mich völlig überraschte, dass wieder ein Tumor entstehen konnte. Selbst als ich arbeiten ging, machte ich viel Qigong. Es war wahrscheinlich zu viel für mich, wieder den ganzen Tag zu arbeiten und ich konnte deshalb nicht mehr so gut entspannen. Nachdem ich das zweite Mal operiert worden war, arbeitete ich erst einmal wieder nach dem Hamburger Modell[1] und ging dann nach ein paar Monaten auf eine Dreiviertel-Stelle. Das war entlastend, weil ich vor der Arbeit noch meine Qigong-Übungen machen konnte.

Kurz nach dieser Operation führte ich mein erstes Qigong-Gruppenseminar außerhalb von Berlin durch. Ich verließ bereits nach vier Tagen die Klinik, obwohl sie mich nicht gehen lassen wollten, weil das Ergebnis aus der Pathologie noch nicht da war. Mir war es jedoch egal, ob ich die Diagnose im Krankenhaus bekam oder zu Hause.

1 Hamburger Modell: Stufenweise Wiedereingliederung in den Arbeitsprozess nach längerer Arbeitsunfähigkeit

Bestrahlung und noch eine Operation?

Der Krebs, der diesmal gefunden wurde, war nicht ganz so aggressiv.

Da ich nach meiner ersten Operation nur eine Chemotherapie und keine Bestrahlung bekommen hatte, ist es möglich, dass im Geweberand noch Krebszellen waren. Deshalb, so vermute ich im Nachhinein, entwickelte sich da wieder etwas. Diesmal bekam ich eine ganz starke Bestrahlung.

In der Strahlenabteilung gab es eine Ärztin, die zu mir sagte: »Am besten wäre es gewesen, Sie hätten sich die ganze Brust abnehmen lassen, diese Flickschusterei ist ja auch nicht gut. Das sage ich Ihnen gleich, das kann immer wieder kommen.« Zum Glück war die Abteilungsleiterin zuversichtlicher. Sie meinte, bei der starken Bestrahlung, die ich bekäme, würde garantiert nichts mehr wachsen. Darauf vertraute ich und bisher – toi, toi, toi – ist alles in Ordnung.

Bei der Bestrahlung ging es mir von allen am besten, die anderen hatten mit mehr Schwierigkeiten zu kämpfen.

Die Ärzte wollten mich ein drittes Mal operieren, weil an den Rändern noch Krebszellen festgestellt werden konnten. Ich lehnte ab, da ich so kurz danach keine weitere Operation wollte. Eine andere Ärztin, die ich deswegen konsultierte, meinte, dass die Strahlen heute so intensiv und so gezielt seien, dass alles von den Rändern mitgenommen würde. Wird hingegen bei der Operation die ganze Brust weggenommen, kommt Sauerstoff an das Gewebe und das kann auch ungünstig sein.

Ich habe die Prognose schon 5 Jahre überlebt

Eine Weile musste ich Antihormone, Tamoxifen, einnehmen, die ich jedoch nicht gut vertrug. Der Arzt verordnete mir stattdessen Aromatasehemmer, die mir besser bekamen. Jetzt nehme ich wieder andere Medikamente, weil meine Leberwerte inzwischen wieder schlechter geworden sind. Mein Arzt sagt, bei mir gehe es immer auf und ab. Mal ist es sehr gut, dann wird es wieder schlechter. Es beruhigt sich aber auch wieder.

Im September waren es schon fünf Jahre seit der Erstdiagnose. Nach dieser Prognose von einem halben Jahr ist das auf jeden Fall sehr positiv. Meine Überzeugung war damals: Wenn du fünf Jahre nach dieser Diagnose überlebst, dann hast du es geschafft. Diese Fünf-Jahresfrist, das war für mich ein Meilenstein, den ich unbedingt erreichen wollte. Ich feiere jedes Jahr und freue mich, dass ich es schon so lange geschafft habe.

Noch mehr Übungen

Auch nach dem Rückfall zweifelte ich nicht an der Wirksamkeit von Qigong, sondern sagte mir vielmehr: »Dann machst du eben noch mehr Qigong«. Außer dem täglichen Guolin-Qigong draußen machte ich noch andere Übungen zu Hause. Sonntag ist der einzige Tag, an dem ich »pausiere« und stattdessen die ShengZen-Übung oder die acht goldenen Übungen mache. Mein Mann kommt zu kurz, wenn ich jeden Tag unterwegs bin und ich selbst kann so auch mal ausschlafen.

Mein Mann konnte sich mittlerweile daran gewöhnen, dass ich so viel unternehme. Sein Arzt riet ihm: »Lassen Sie ihre Frau ihre Übungen machen, das tut ihr gut. Nehmen Sie ihr Arbeit ab, dass sie zu Hause nicht so viel zu tun hat«. Und das macht er auch.

Ich möchte anderen Menschen Qigong nahe bringen

Ich mache eine ganze Menge. Montags und freitags laufe ich mit den Fortgeschrittenen im Botanischen Garten, mittwochs mit den Anfängern. Dienstag abends leite ich die Qigong Gruppe in der Kirche und am Samstag im Britzer Garten. Dienstag und Donnerstag leite ich eine Gruppe bei mir im Amt, das gehört zum Gesundheitsmanagement. Ich wurde von meinen Kolleginnen als Koordinatorin dafür vorgeschlagen und die Schwerbehindertenvertreterin bin ich auch schon eine Weile. Alle zwei Monate biete ich im Zentrum für traditionelle Chinesische Medizin ein Qigong-Wochenende an.

Heute erst fragte mich eine Kollegin, die gerade an Brustkrebs erkrankt ist, nach Anlaufstellen. Ich hätte damals auch gerne mehr Informationen gehabt. Ich wusste anfangs nicht einmal, dass man auch psychologische Hilfe bekommen kann, da mir im Krankenhaus nichts davon gesagt worden war. Dabei gibt es einige Beratungsstellen oder die Gesellschaft für Biologische Krebsabwehr, über die jedoch überhaupt keine Informationen ausgelegt waren. In der Klinik gab es keinen Psychologen, der einen betreut, wenn man in ein tiefes Loch fällt, was doch so wichtig für die Frauen ist. Jetzt rufen mich viele an und ich spreche mit ihnen. Ich berate sie und informiere über Qigong, wie oft und wie lange man es machen muss und dass man ein bisschen Disziplin und Ausdauer braucht. Es ist für mich viel zu tun, aber es macht mir auch Spaß.

Wichtig ist, dass man es gerne macht

Viele, die im Kurs von Frau W. waren, hörten wieder mit Qigong auf, da sie eher abgeschreckt wurden. Auch das war ein Grund für mich, es anderen zu vermitteln. Mir ist wichtig, die Freude an Qigong zu vermitteln, die Liebe zur Natur und zum eigenen Körper, die man dabei spürt. Dann wird man richtig süchtig danach. Wenn es nicht regelmäßig gemacht wird, nutzt es jedoch nicht viel. Deswegen ist die Gruppe so wichtig; dass man die Leute mag und auch deshalb gerne hingeht. Für mich wurde die Gruppe zu einem Teil meiner Familie, sie gehört einfach zu mir. Wenn ich nicht zum Qigong gehe, ist es so, als würde ich meine Kinder im Stich lassen. Selbst wenn ich extrem müde war, war es doch immer wieder anregend und schön, zu laufen und sich mit den anderen zu unterhalten – dann kann es noch so kalt, windig und regnerisch sein. Man kann den Tag ganz anders beginnen und ist dann auch viel fitter. Alleine schon in der

Gruppe an der frischen Luft zu laufen und sich auszutauschen, das tut uns allen gut. Hinterher sagt man sich, es hat sich doch gelohnt, dass du deinen Hintern aus dem Bett gekriegt hast.

Man gewinnt eine Menge Energie dabei. Auch bei den anderen sieht man, dass sie durchs Qigong energiegeladener werden und eine andere Körperhaltung bekommen.

Ich sehe es als meine Aufgabe an, anderen zu helfen

Wenn ich alle zusammenrechne, die mittlerweile bei mir gelernt haben, komme ich auf knapp 100 Leute. Zu viel ist mir das eigentlich nicht. Ich hatte schon früh ein Helfersyndrom. Als Kind war ich einmal im Krankenhaus zur Blinddarmoperation. Nachdem ich wieder aufstehen und laufen konnte, bediente ich alle Frauen im Zimmer. Eigentlich wollte ich immer Krankenschwester werden. Meine Eltern meinten aber, das sei ein Knochenjob und rieten mir davon ab. Ich denke, mir ist die Fähigkeit mitgegeben, anderen Menschen, denen es nicht so gut geht, zu helfen.

Es ist mir wichtig, andere zu ermuntern und Hoffnung zu geben. M., einem Gruppenmitglied, ging es am Anfang, als ich ihn kennen lernte, seelisch sehr schlecht. Seine Frau sagt heute, dass ihn die Gruppe enorm aufbaut. Solche Erfolge haben nicht nur mit mir zu tun, sondern damit, dass man sich in der Gruppe austauschen kann. Man muss sich kein Blatt vor den Mund nehmen und jeder weiß, wie es dem anderen geht. Unsere feste Gruppe ist wirklich toll, alle geben ihren Teil dazu und wir haben eine Menge gemeinsam.

Bei meiner eigenen Krankheit hilft es mir am meisten, dass ich selbst aktiv etwas machen kann, dass mir nicht die Hände gebunden sind und ich immer nur darauf warte, was die Ärzte sagen. Dadurch, dass ich zur Heilpraktikerin gegangen bin und eine Ärztin kennen gelernt habe, die Traditionelle Chinesische Medizin praktiziert, kann ich nun meine Leber auch mit Hilfe der Alternativmedizin unterstützen und muss nicht nur einseitig der Schulmedizin folgen.

Die Ärzte sollten mehr Einfühlungsvermögen zeigen

Ich würde mir wünschen, dass die Ärzte ihre Patientinnen und Patienten dazu ermutigen würden, auch einmal etwas anderes zu probieren und dass sie nicht nur immer diese scharfe Chemotherapie verordnen! Oder auch Qigong in die Behandlung zu integrieren, das wäre ganz toll. Extrem wichtig ist es, den Menschen die Angst zu nehmen; dass es nicht immer heißt, Krebs gleich Tod. Ich wünsche mir außerdem, dass die Ärzte menschlicher reagieren. Jeder setzt sich eine Maske auf, der eine ist sehr barsch und der andere schweigsam, weil er nichts Falsches sagen will. Es wäre sehr wichtig, dass die Mediziner auch eine psychologische Grundausbildung erhalten, um gerade mit den Schwerkranken behutsamer umgehen zu können.

Mit mir wollten sie nach der zweiten Operation noch eine Tumorkonferenz machen. Das habe ich gleich abgelehnt. Mein »Urteil« hatte ich ja schon bekommen.

Mein Hausarzt sagte zu mir: »Gehen Sie doch mal zum Chefarzt hin und sagen ihm, Sie haben mir nur ein halbes Jahr gegeben und nun lebe ich schon fünf Jahre! Und schlecht geht es mir auch nicht«, damit die Mediziner den Patienten ein bisschen mehr Hoffnung vermitteln und die Diagnosen nicht mit dem Hammer verpassen. Der Umgang mit den Menschen ist so wichtig und gerade dazu sind sehr viele Ärzte nicht in der Lage.

Ich habe kaum Beschwerden

Es sind immer noch Lebermetastasen da und ich gehe jetzt wieder zur Computertomografie. Im Hinterkopf ist natürlich immer die Frage, ob sich der Befund verschlechtert hat. Aber selbst wenn es so ist, habe ich doch Hoffnung, dass es irgendwie weitergeht. Wenn ich mich aufgeregt habe oder ärgere, merke ich direkt, dass die Leber sticht. Dann versuche ich mich zu entspannen. Beim Laufen geht es mir total gut, selbst wenn ich vorher Beschwerden hatte, weil ich dabei abschalten kann. Es ist für mich sehr wichtig, dass ich das mache und Entspannung finde.

Auch wenn ich ganz gesund wäre, würde ich auf jeden Fall weiter Qigong machen. Wenn ich selbst bei dieser Diagnose eine so gute Lebensqualität erreichen und den Krebs bisher immer im Zaum halten konnte, muss es doch anderen genauso helfen.

Aufgrund der Erkrankung hat sich eine Menge verändert

Seit meiner Erkrankung lebe ich bewusster, ich hetze weniger und muss nicht alles an einem Tag schaffen. Ich habe mir alles anders eingeteilt, für mich ist jetzt Qigong wichtiger als vieles andere. Auch meine Arbeit sehe ich gelassener, nicht mehr so akribisch wie früher. Wenn ich es heute nicht schaffe, dann bleibt es eben liegen. Das habe ich auf jeden Fall gelernt! Zu Hause ist weniger zu tun, weil mein Mann viele Aufgaben übernommen hat. Er geht einkaufen, spült ab, macht die Betten und die Wäsche. Im Grunde koche ich nur noch und mache das Bad sauber. Da kann ich mich nicht beklagen.

Ich nehme mir einfach die Zeit, mich mal hinzusetzen und ein Buch zu lesen oder etwas zu tun, was mir Spaß macht. Ob ich male oder in alten Sachen krame, das gönne ich mir jetzt. Ich schaue nicht mehr so weit in die Zukunft, sondern plane für das Jahr. Aber nicht mehr so genau wie früher, sondern ich lasse mir auch einige Zeit offen. Nach dem Seminar im Juni will ich Urlaub machen – besonders mit vielen Neuen in der Gruppe ist ein Kurs doch ziemlich anstrengend.

Vermutung über die Ursachen der Erkrankung

Ich vermute, dass ich krank geworden bin, weil ich zu viel für andere gemacht und mich selbst sehr vernachlässigt habe. Vielleicht lag es auch daran, dass ich mir zu viel gefallen ließ und meine Meinung nicht sagte. Auch wenn es mir nicht so gut ging, sprang ich über meinen Schatten und dachte, ach, das schaffst du auch noch. Es war einfach zu viel, mit dem ich mich überforderte.

Das fing bereits früh an. Ich musste als Kind schon sehr viel leisten. Die Verantwortung für meine jüngeren Geschwister lag bei mir. Ich musste kochen, Wäsche waschen, einkaufen gehen, sauber machen, abwaschen. Die Arbeitsverteilung war sehr ungerecht. Meine Brüder hatten ein gutes Leben. Die brauchten nichts weiter zu machen als den Mülleimer hinunterzubringen, Schuhe zu putzen und ab und zu mal abzutrocknen. Ich musste hingegen schon betteln oder mit Taschengeld bestechen, damit ich auch mal ein bisschen Ruhe hatte. Ich arbeitete immer über die Grenzen meiner Kräfte und war sehr früh für andere verantwortlich.

Mein Vater war sehr cholerisch und schrie herum, wenn er etwas nicht ertragen konnte. Er schlug uns mit dem Rohrstock. Das war schon sehr, sehr hart. Auch hier sehe ich einen Zusammenhang mit der Erkrankung.

Mein Mann ist ein sehr sanfter Mensch, da war ich eben auch immer die Starke und habe Verantwortung übernommen. Deshalb hat er mich vielleicht auch ausgesucht – oder ich ihn. Er ist das Gegenteil von meinem Vater. Wir können immer gut miteinander reden, das finde ich ganz wichtig.

Ich bin eigentlich ein positiver Mensch

Es mag schon sein, dass ich mehr Ängste hatte, als ich zeigen konnte, aber ich baue mich selbst immer wieder auf. Ich konnte schon anderes gut hinter mich bringen und werde auch das schaffen. Ich bin sehr mutig und waghalsig und habe immer versucht, meine Grenzen auszutesten, wobei ich auch oftmals zu weit ging und auf die Nase fiel. Aber es ist sehr wichtig, sich auszuprobieren.

Ich bin oft sehr impulsiv und würde mich immer zur Wehr setzen. Das tat ich auch damals, als ich während einer Reise in den

USA überfallen wurde. Wir waren im Dunkeln zu einer Tankstelle gefahren, um nach dem Weg zu fragen. Als ich gerade wieder ins Auto einsteigen wollte, kommen von Weitem zwei Gestalten auf mich zugesprungen. Ich wusste genau, dass sie mir die Tasche vom Körper reißen wollten, in der ich die Rückflugtickets hatte. Da trat ich, ohne zu überlegen, den ersten in den Unterleib und brüllte danach die ganze Tankstelle zusammen. Vierzehn Tage lang tat mir die Hüfte weh, mit so viel Kraft hatte ich getreten. In einer solchen Situation werde ich eiskalt. Wenn man mit drei Brüdern aufwächst, gibt es schon öfter Gemenge, da muss man sich wehren.

Anderen würde ich empfehlen ...

... sich nicht von den Ärzten irritieren zu lassen, sondern positiv zu denken und sich nicht sofort zur Operation drängen zu lassen. Es gibt immer eine Möglichkeit, sich auch über Alternativen zu informieren. Vielleicht auch noch einen anderen Arzt aufzusuchen, der auf einer ganz anderen Ebene arbeitet. Dann schließlich selbst entscheiden und dabei auch auf den Bauch hören. Ich bin ein emotionaler Typ und habe die Erfahrung gemacht, dass alles, was ich im ersten Moment intuitiv empfunden habe, meistens das Richtige war. Als ich beispielsweise bei der Tumorkonferenz wütend reagierte und ich mich dem Arzt entgegenstellte, holte mich das ins Leben zurück. Der erste Gedanke nach einer Krebsdiagnose ist meist: »Oh Gott, jetzt hat dein letztes Stündchen geschlagen und du kannst gar nichts machen.« Aus dieser Apathie muss man herauskommen, doch man braucht dazu möglicherweise psychologische Hilfe.

Wenn man seinen Körper kennt, bekommt man mit, was ihm gut tut. Es ist wichtig, genauer auf ihn zu hören und diese Signale nicht zu ignorieren.

Nachtrag:

Fünf Monate nach diesem Interview ist Viola gestorben.

Ihre Leber war durch die Metastasen geschädigt und in ihrer Funktion stark beeinträchtigt. Viola entschied sich noch für eine Hyperthermie, die jedoch keine positive Veränderung mehr bewirken konnte. Bis zu ihrem Ende zeigte sie großen Lebenswillen und Energie.

Wir vermissen sie sehr!

In ihrer Todesanzeige stand:

Ich bin nicht tot,
ich tausche nur die Räume,
ich leb in euch
und geh durch eure Träume.

Irmhild:
Eigentlich wollte ich mit dem Knoten alt werden

Jahrgang 1948, verheiratet, zwei erwachsene Kinder. Seit zwei Jahren Tätigkeit als Psychologin in einer Beratungsstelle der Gesellschaft für Biologische Krebsabwehr. Bekam 1994 die Diagnose: Brustkrebsverdacht.

Ein unklarer Befund

1994, an meinem 46. Geburtstag, erhielt ich einen Anruf von meiner Frauenärztin, in meiner Mammografie gäbe es einen unklaren Befund. Ich solle sofort ins Krankenhaus gehen, um mich untersuchen beziehungsweise operieren zu lassen. Ich war wie vor den Kopf gestoßen. Meine Freundinnen, die gerade zum Feiern kamen, beruhigten mich erst einmal.

Zwei Wochen später ging ich zur Untersuchung ins Klinikum. Die Ärzte wollten gleich an drei Stellen Gewebeproben entnehmen, aber ich war dagegen. Ich wusste, dass meine Brust manchmal unruhig ist und zu Auffälligkeiten neigt. 1982 war deshalb schon einmal eine Entnahme gemacht worden.

Ich dachte mir, wenn sie jetzt drei Stellen herausnehmen und im nächsten Jahr vielleicht wieder drei, ist meine Brust irgendwann durchlöchert wie ein Sieb.

In dieser Zeit hatte ich einen Traum über Einbrecher, die in meine Wohnung kamen und mich ängstigten. Sie waren aber ganz friedlich und wollten nur Liebe und Zuwendung haben. Dieser Traum beruhigte mich sehr und ich nahm ihn als Zeichen, dass die »Eindringlinge« in meinem Körper ebenfalls friedlich sind. Den Hinweis, dass ich liebevoller mit mir und meinem Körper umgehen sollte, ignorierte ich damals eher.

Ich hatte das Gefühl, dass ich Zeit für meine Entscheidung habe und fuhr mit meiner Familie in den Urlaub. Anschließend ließ ich mich bei verschiedenen Stellen beraten.

Ernährungsumstellung mit Folgen

Als erstes stellte ich meine Ernährung radikal um: ich aß vegetarisch, nahm keinen Zucker oder weißes Mehl mehr zu mir und verzichtete vollständig auf Alkohol und Kaffee. Ich ernährte mich wirklich gesund, mit der Folge, dass ich radikal abnahm. Auch vorher schon war ich relativ schlank gewesen und wog nun acht Pfund weniger, so dass mein Mann dachte, jetzt sei ich wirklich krank.

Die Ernährungsumstellung löste anfangs eine kleine Ehekrise aus, da ich der Familie meine neue Essweise nicht aufdrängen wollte und mir mein Extrasüppchen machte. Mein Mann, der bei uns meist kocht, erlebte das als Affront und Rückzug aus dem Familienleben. Inzwischen essen wir alle vollwertig und meist vegetarisch, wobei sich die Männer der Familie als Passivvegetarier bezeichnen, da ihnen die eigene Überzeugung dazu fehlt.

Meine Ängste – und die der anderen

Ich hatte in diesem ersten Jahr zwischendurch immer wieder ziemliche Angst. Vor allem das Gefühl, meine Lebenszeit könnte nur noch sehr begrenzt sein, machte mir zu schaffen. Wenn ich Artikel las, in denen etwas von fünf Jahren Überlebenszeit bei entsprechenden Therapien stand, wurde ich richtig wütend. Ich wollte nicht fünf Jahre überleben, sondern ich wollte 85 werden. Als hätte ich einen Anspruch darauf, das Alter von Großmutter und Mutter zu erreichen.

Mein Mann hatte es anfangs nicht einfach mit mir. Ich fühlte mich oft unverstanden, denn er war ja nicht bedroht! Er versuchte mir Mut zu machen und blieb selbst eher ruhig, was ich gerade in der ersten Zeit manchmal als Gleichgültigkeit deutete.

Die Ultraschalluntersuchung bei einem Spezialisten ergab, dass es sich wahrscheinlich um Krebs handelte. Ich empfand diese Diagnose nicht nur bedrohlich, sondern auch als Niederlage. »Die anderen kriegen ihr Leben hin und ich habe es versiebt!« Ich gab mir die Schuld, weil ich mich zu sehr gestresst, zu viel gesorgt, unvernünftig gegessen hatte und so weiter.

Diese belastende Haltung konnte ich zum Glück relativ bald überwinden und im Lauf der Zeit änderte sich auch meine Sichtweise der Erkrankung. Immerhin setzte sie einen Veränderungsprozess in Gang, der wichtig für mich war.

Um nicht unter Druck gesetzt zu werden erzählte ich anfangs nur wenigen von dem Krebsverdacht. Später konnte ich dann gleich dazu sagen, dass ich schon seit mehreren Jahren damit lebe, und das nahm die Dramatik raus. Zuerst redete ich auch nur von dem Knoten und vermied das Wort Krebs möglichst. Erstens wusste ich es ja nicht wirklich und zweitens löst das Wort bei den meisten so viel Angst aus. Ich versuchte bewusst, mich dagegen abzugrenzen und mir nicht die Ängste der anderen überstülpen zu lassen. Andere projizieren ja oft ihre eigenen Befürchtungen auf die Betroffenen, wie zum Beispiel eine Frau, die mir erzählte, sie hätte geträumt, dass ich schwer krank sei. Solche Mitteilungen habe ich mir dann verbeten.

Meine eigene Angst trieb mich zu vielen Aktivitäten und ich probierte alle möglichen Therapien aus. Ich beschäftigte mich mit Kinesiologie[1], lernte Visualisieren, begann zu meditieren und vieles andere mehr.

Unter Druck gesetzt

Gleichzeitig lief die normale Diagnostik weiter. Im Januar 1995 war ich in der Mammasprechstunde eines Spezialisten, der mir vom Feministischen Frauen Gesundheitszentrum empfohlen worden war. Er riet mir dringend dazu, eine Feinnadelentnahme machen zu lassen, allerdings unter der Bedingung, mich dann drei Tage später in jedem Fall operieren zu lassen. Denn auch die Entnahme sei zur Diagnose nicht wirklich sicher, man könne daneben stechen.

1 Kinesiologie ist eine energetische Therapie, deren Ziel es ist, Blockaden im Körper zu lösen.

Außerdem bestehe die Gefahr einer Streuung. Diese Dreitagesfrist war mir suspekt, da ich denke, dass es sofort streuen kann, wenn ein Tumor verletzt wird. Wie auch immer, ich wollte keine Biopsie.

Der Arzt setzte mich daraufhin massiv unter Druck: Ich sei doch noch so jung, meine Kinder noch klein, ich könne doch ihretwegen nichts riskieren! Damit klopfte er mich weich und ich stimmte zu. Als ich zu dem verabredeten Biopsie-Termin kam, wurde dieser abgesagt, weil es keinen Platz für die anschließende Operation gab. Diese Nachricht erleichterte mich dermaßen, dass ich auf dem Nachhauseweg vor Freude herumhüpfte. Mir wurde klar, dass es überhaupt nicht meine Entscheidung gewesen war, diesen Eingriff machen zu lassen und ich sagte den nächsten Termin ab.

Stattdessen probierte ich andere Dinge für mich aus: Eine Darmsanierung, um mein Immunsystem zu stärken, eine ayurvedische Pancha-Karma-Kur zum Entgiften und das Bochumer Gesundheitstraining für die Psyche. Ich lernte Qigong, allerdings nur die Duftübung, da mir das Guolin-Qigong für Krebspatienten neben der Arbeit zu zeitintensiv war. Ich dachte, wenn ich damit anfange und täglich zwei Stunden im Park übe, mache ich mir noch mehr Stress. Ich probierte viel aus und gab dabei auch einiges Geld aus.

»Es ist kein Krebs«

Im Herbst 1995 fuhr ich zu einem Heiler nach Wiesbaden, den mir eine Kollegin empfohlen hatte. Er war allerdings für mich weniger ein Heiler als ein Seher, der mir viele zutreffende Dinge über mein Leben sagen konnte, was mich von seinen außergewöhnlichen Fähigkeiten überzeugte. Für mich war dieser Mann sehr glaubwürdig, auch weil er einfach und bodenständig wirkte und sich nicht als Guru darstellte. Er meinte, es sei kein Krebs und ich solle mich nicht operieren lassen. Ich entschloss mich ziemlich bewusst dazu, ihm zu glauben. Mir war klar, dass er sich irren konnte, dass er auch nur ein Mensch ist und dass nur ich selbst die Verantwortung trage.

Schon auf der Rückfahrt im Zug fühlte ich mich ungeheuer gesund und entlastet. Auch mit der Diät bin ich lockerer geworden. Als die Angst nachließ, aß ich manchmal wieder Süßes und trank ab und zu auch ein Glas Wein, blieb aber Vegetarierin und aß weiterhin viel Gemüse und Getreide. Ich nahm auch wieder zu und hatte nicht mehr so eingefallene Wangen. Es ging mir einfach gut.

Die ganze Zeit arbeitete ich weiter und war nie krank. Ich fühlte mich auch unabkömmlich und unersetzbar. Ich hatte gerade ein Familientherapieprojekt abgeschlossen, musste für dieses die Abwicklung machen und dachte, ich kann mich gar nicht operieren lassen, das kann kein anderer machen. Ziemlich unsinnig!

Mein Leben ging relativ unverändert weiter. Der Knoten war anfangs nicht zu sehen und zu fühlen. Von 1994 bis 2000, also innerhalb von sechs Jahren, wuchs er allmählich. Ich konnte ihn tasten und später auch sehen.

Eigene Zweifel

Meine Gynäkologin, die ich sehr schätzte, war sehr ängstlich und besorgt. Das konnte ich nicht gebrauchen und wechselte zu einer anderen Ärztin. Diese schlug mir nach einem Ultraschall die Diagnose »Krebs« um die Ohren und verließ dann das Zimmer. Zur dritten Frauenärztin ging ich nur noch zu Unterleibsuntersuchungen und zeigte die Brust nicht mehr.

Zwischendurch hatte ich auch immer wieder Zweifel, ob es richtig ist, was ich tue. Wie komme ich dazu, zu glauben, ich weiß es besser als alle anderen? Ist das Anmaßung – oder gibt es in mir eine Instanz, die für mich zuverlässig entscheiden kann?

Meistens war ich überzeugt, nicht ernsthaft gefährdet zu sein. Vielleicht verdrängte ich meine Ängste auch nur erfolgreich, doch in diesem Fall schien es mir zu nutzen.

Eine Atemtherapeutin erzählte mir, dass sie auch schon seit zehn Jahren einen Knoten hat. Es beruhigte mich, dass ich nicht die Einzige war, die anders damit umgeht. Inzwischen habe ich noch andere solcher Leute kennen gelernt, wie zum Beispiel eine Frau im Qigong Kurs, die mit Guolin-Qigong ihre Knochenmetastasen beseitigen konnte und wieder völlig gesund war. Berichte dieser Art zu hören machte mir großen Mut. Ich las anfangs auch nur Bücher von Leuten, die gesund geworden waren. Je mehr Zeit verging, um so sicherer wurde ich mit meiner Entscheidung für diesen Weg. Die Tatsache, dass ich erst fünf, dann acht Jahre gut mit dem Knoten lebte und einfach eine gute Lebensqualität hatte, sprach für sich. Wie wäre es mir in den Jahren gegangen, wenn ich die damals vorgeschlagenen Behandlungen gemacht hätte?

Im Frühjahr 2000 war der Tumor so groß geworden, dass er sich stark unter der Haut vorwölbte. Unter einem engen T-Shirt war er schon zu sehen. Ich machte häufig eine Handbewegung dahin, um zu spüren, ob er noch da war. Komischerweise fand ich es immer angenehm, ihn zu fühlen. Ich muss dazu sagen, dass ich zwei Jahre später noch einmal bei einem anderen Heiler war, der sich auch sicher war, dass es sich nicht um Krebs handelte. Das beruhigte mich wieder für einige Zeit.

In den Mühlen der Diagnostik

Da der Knoten nun so groß war – etwa fünf cm – und sich stark nach außen wölbte, stellte sich mir die Frage, was ich tun sollte. Ich konnte das nicht so weiterlaufen lassen. Also fing ich an, mich mit dem Gedanken an eine Operation vertraut zu machen.

Ich ging noch einmal zu dem Mammaspezialisten, bei dem ich 1995 bereits einmal war. Er konnte sich an mich erinnern und betonte mehrfach, mir es nicht übel zu nehmen, dass ich mich damals nicht hatte operieren lassen. Er meinte: »Wenn Sie jetzt das tun, was ich Ihnen sage, dann kann ich Ihnen garantieren, dass alles gut wird.« Diese Gottähnlichkeit war schon beeindruckend! Leider war ich in dieser Situation nicht in der Lage, darüber zu lachen.

Später war ich noch bei einer sehr angenehmen Ärztin – ich gehe sowieso lieber zu Frauen – und diese meinte, die Haut über dem Knoten sei millimeterdünn und halte vermutlich nur noch kurze Zeit.

Als ich mich in einem Krankenhaus wegen der Operation informieren wollte, erzählte mir der Chirurg ganz stolz, in welch kurzer Zeit er diesen Eingriff schaffe. Das war mir so unwichtig. Er bestand darauf, vorher eine Feinnadelentnahme durchzuführen, doch meine Haltung war, mir nicht in den Tumor stechen zu lassen. Im Gespräch wurde dann deutlich, dass es gar keine medizinischen Gründe für eine Biopsie gab, sondern ethische, da die »Brust im Ganzen operiert« werden sollte. Das war die freundliche Umschreibung für die Amputation. Dass eine derart radikale Operation nötig sei, hatte man mir schon früher gesagt, da es mehrere Herde gab und der Knoten ungünstig lag. Auch bei der Mammasprechstunde 1995 hieß es, es müsse im Ganzen operiert werden. Damals hatte ich nachgefragt, ob das Amputation bedeute, worauf der Arzt ungeduldig meinte, dass er mir das doch schon gesagt habe.

Mit dem Chirurgen diskutierte ich, ob die Lymphknoten entfernt werden müssten. Nach seiner Meinung mussten sie immer raus, was ich jedoch wegen möglicher Folgen nicht wollte. Nach einigem Hin und Her fiel ihm ein, dass mein Knoten ja in der Mitte lag, also die schwerer zugänglichen Lymphknoten unter dem Brustbein betroffen waren und daher die unter der Achsel nicht unbedingt entfernt werden müssten. Ich war völlig geschafft nach diesem Gespräch und wusste, dass ich nicht in diese Klinik gehen würde. Wenn ich mich nicht als Mensch gesehen und behandelt fühle, bin ich schon generell misstrauisch.

Die homöopathische Behandlung

Zum Glück war ich noch ein weiteres Mal in der Krebsberatung, wo ich von einer homöopathischen Klinik in der Schweiz hörte.

Ein Telefonat mit einer Frau, die dort erfolgreich behandelt worden war, überzeugte mich und ich meldete mich in der Klinik an. Die Erstanamnese mit dem Chefarzt Dr. Spinedi war sehr intensiv und ausführlich. Bereits dieses Gespräch bewirkte und löste etwas in mir, was sich auch in einer körperlichen Reaktion (einer starken Blutung) zeigte.

Die Schweizer Klinik liegt traumhaft. Von meinem Balkon aus hatte ich einen fantastischen Blick auf den Lago Maggiore, Locarno und auf die Berge. Und bei der Vorstellung, dass ich jetzt auch frisch operiert im Berliner Krankenhaus liegen könnte, war natürlich alles wunderbar.

Die Atmosphäre in der Klinik empfand ich als sehr angenehm und ermutigend. Die Ärzte arbeiten dort mit homöopathischen Hochpotenzen, die relativ schnelle Reaktionen hervorrufen können und auch auf der psychischen Ebene stabilisierend wirken. Dr. Spinedi war sich bald sicher, das richtige Mittel gefunden zu haben, da ich entsprechend reagierte: Ich bekam beispielsweise Warzen an den Fingern, ein altes Kindheitssymptom. Die Ärzte waren darüber erfreut, ich jedoch mehr, als die Warzen wieder weggingen. Auch meine Schuppenflechte auf dem Kopf ging zurück und ich hatte besonders viele und intensive Träume. Jeden Morgen fand ein Arztgespräch statt, bei dem ich von allen Symptomen, Veränderungen und Träumen berichtete und dementsprechend wurde das Mittel weiter gegeben oder umgestellt. Mein Aufenthalt in der Schweiz dauerte zwei Wochen. Als ich wieder zurück war, schrieb ich zunächst alle drei Wochen, später dann im Abstand von sechs Wochen Berichte über mein Befinden und die diversen Symptome und Dr. Spinedi versorgte mich mit homöopathischen Mitteln.

Veränderungen des Tumors

Zum Glück hatte ich inzwischen eine neue Frauenärztin gefunden, die die homöopathische Behandlung unterstützte und mir Mut machte. Sie maß den Tumor regelmäßig mit Ultraschall und faxte ihren Befund an die Schweizer Klinik. Und tatsächlich verkleinerte sich der Knoten im Laufe der nächsten Monate von fünf auf drei Zentimeter. Ich war sehr froh darüber und hoffte, dass es so weitergehen würde.

In dieser Zeit war ich zum ersten Mal für längere Zeit krank geschrieben, was eine ziemliche Umstellung in meinem Leben darstellte. Arbeit war einen zentraler Wert in meinem Leben, über den ich mich stark definierte. Ich war Familientherapeutin in einer Drogenberatung, eine anstrengende Arbeit, die ich aber zumindest in den ersten Jahren gerne machte. Nun hatte ich mich dort für drei Monate abgemeldet und wollte mit oder ohne Operation bald wieder arbeiten.

Jedes Mal, wenn ich dachte, jetzt ist es genug mit der Ruhe, jetzt gehe ich wieder zur Arbeit, fing der Knoten an zu wachsen. Das war im Lauf des Jahres mehrmals so.

Ich fühlte mich relativ fit, war allerdings oft müde und weniger belastbar. Es tat mir gut, zu Hause zu bleiben. Der Knoten wies mich immer wieder darauf hin, dass die Arbeitsstelle vielleicht nicht die passende für mich war. Je mehr ich den Gedanken zulassen konnte, umso deutlicher wurde, dass ich nach diesen vielen Jahren nicht mehr länger im Suchtbereich arbeiten wollte. Ich kündigte daraufhin und war arbeitslos.

Später las ich in einem alten Tagebuch, dass ich schon 1995 den großen Wunsch gehabt hatte, bei der Arbeit zu pausieren. Ich hatte ihn jedoch als unrealistisch weggeschoben und ihn gleich wieder »vergessen«.

Die Krankenkasse wusste nicht so recht, was sie mit mir anfangen sollte und schickte mich zur Kur. Die Ärzte in der Sonnenbergklinik akzeptierten meine homöopathische Behandlung.

Neue Erfahrungen

Für mich war es ganz neu, eine so lange Zeit nicht zu arbeiten. Ich hatte immer gearbeitet, auch als die Kinder klein waren, und nebenbei noch Ausbildungen gemacht und andere Aktivitäten. Es war für mich eine neue Erfahrung, mein Leben etwas ruhiger zu gestalten und nicht so gehetzt zu sein. Sogar das Kochen machte mir erstmals Spaß und ich genoss es, mittags in Ruhe mit den großen Kindern zu essen.

Ich hatte allerdings immer noch einige Termine und begann unter anderem mit einer Ausbildung als Gesundheitstrainerin. In den ersten Jahren nach der Diagnose war ich außerdem in einer NLP- und einer Hypnotherapieausbildung. Beides sowohl aus beruflichem Interesse als auch aus dem Wunsch heraus, meine eigene Heilung zu unterstützen, indem ich zum Beispiel ungesunde Glaubenssätze verändere.

Endlich hatte ich Zeit, Guolin-Qigong in einer Gruppe zu lernen, die Viola damals leitete. Anfangs war ich nur am Qigong interessiert, weniger an der Gruppe, da ich ohnehin schon so viele Leute kannte. Im Lauf der Jahre ist mir die Gruppe jedoch immer wichtiger geworden. Ich hätte es nie so lange durchgehalten, wenn mich die Treffen mit den anderen nicht so motiviert hätten. Auch käme ich gerade im Winter nicht so früh aus dem Bett, um in den Botanischen Garten zu radeln, wenn ich nicht mit den anderen verabredet wäre. Ich glaube, dass solche Selbsthilfegruppen ein großes heilungsförderndes Potenzial haben. Die Gruppe ist wichtig zum Austausch, zur Ermutigung und zur gegenseitigen Unterstützung. Vieles ist dabei der positiven Energie von Viola zu verdanken.

Mir ging es bei der homöopathischen Behandlung und meinem ruhigeren Leben sehr gut, aber leider wurde der Knoten auf Dauer nicht kleiner. Ich versuchte noch verschiedene andere Therapien, wie zum Beispiel ein sechswöchiges Fasten nach Breuß mit Gemüsesäften, aber der Knoten ließ sich davon nicht beeindrucken.

Ich war noch zweimal in der Schweizer Klinik, einmal 2001 besuchsweise einen Tag während meines Urlaubs und 2002 für fünf Tage. Die Behandlung dort ist jedoch auch eine Kostenfrage, da meine Krankenkasse nicht für sie zahlt.

Entscheidung zur Operation

Anfang 2003 war der Knoten nicht nur wieder auf eine Größe von fünf Zentimetern gewachsen, sondern auch sehr rot und die Haut begann, sich zu schuppen. Es zeigten sich kleine Risse darin und ich befürchtete, dass er durchbrechen könnte. Das wollte ich auf jeden Fall vermeiden, da dadurch die Lebensqualität sehr eingeschränkt würde, und die Gefahr besteht, dass die Wunde nicht verheilt. Das war mir zu riskant und ich entschloss mich zur Operation. Mit Hilfe meiner Frauenärztin fand ich einen Arzt, der auf meine Wünsche einging. Er arbeitete mit Schnellschnitt – ohne vorherige Entnahme – und entfernte keine Lymphknoten. Aber es war klar, dass aufgrund der Größe und Lage des Tumors die Brust abgenommen werden musste. Vor der Operation verreiste ich noch zum Skilaufen, sozusagen als Abschiedsreise mit beiden Brüsten.

Die Entscheidung zur Operation fiel mir nicht leicht, obwohl ich immer gesagt hatte, dass ich es machen lassen würde, sollte es nötig sein. Aber mein Wunsch war doch, mit dem Knoten, am besten mit einem kleiner werdenden, alt zu werden.

Es war in gewisser Weise ein Bruch auf der Identitätsebene. Ich hatte es ja nun so viele Jahre anders probiert und zuerst erschien es mir als Scheitern, dass ich meinen geplanten Weg nicht weiter gehen konnte. Aber die positiven Jahre bleiben mir in jedem Fall und immerhin konnte ich meine Brust noch neun Jahre länger behalten. Ich glaube, es ist mir leichter gefallen, sie mit 55 zu verlieren als mit 46 Jahren.

Ein anderes Körpergefühl

Seit meine Brüste so bedroht waren, hatte sich mein Verhältnis zu ihnen geändert. Früher trug ich sehr weite Sachen und versteckte meine Brüste darunter.

In den Jahren nach der Diagnose fing ich an, eher figurbetonte Kleidung zu tragen und die Brust zur Geltung zu bringen. Auch sonst verbesserte sich das Verhältnis zu meinem Körper, wozu bestimmt auch die Atemtherapie beigetragen hat, die ich regelmäßig bei einer Freundin mache.

Der Operations-Befund

Die Operation verkraftete ich gut. Ich hatte mir den Termin nach dem Mondkalender ausgerechnet und im Gegensatz zu anderen hatte ich ja wenigstens viel Zeit, mich darauf einzustellen.

Der Operations-Bericht war ganz günstig. Der Arzt hatte im Schnellschnitt bereits den ganzen Tumor in einem Stück herausgeschnitten. Etwas vom Brustmuskel musste dabei auch entfernt werden. Aber meine Lymphknoten habe ich alle behalten, was mir sehr wichtig war und ist, seit ich in der Kur viele Frauen mit Lymphödemen erlebt hatte. Zwar sind angeblich nur ein Prozent aller Brustoperierten davon betroffen, aber dieses eine Prozent schien in der Klinik versammelt gewesen zu sein. Ich wollte unbedingt die Funktionalität meines Armes erhalten.

Nach dem pathologischen Befund war es Krebs; der Differenzierungsgrad der Zellen war Stufe 3, was bedeutet, dass die Zellen schlecht differenziert, also ziemlich bösartig waren. Für mich heißt das, dass solche diagnostischen Einteilungen sehr relativ sind. Wenn mein Krebs wirklich so bösartig gewesen wäre, hätte er dann nicht schon längst Metastasen gebildet? Ich hatte mich vor der Operation noch einmal untersuchen lassen und es waren keine zu sehen gewesen.

Ich bin immer davon ausgegangen, wenn es Krebs ist, dann ist es Haustierkrebs und kein Raubtierkrebs (Einteilung von Hackethal). Insofern beschäftigte mich weniger die Frage, ob es sich nun um Krebs handelt oder nicht, sondern, was ich tun kann, damit der Tumor ruhig bleibt, damit der mögliche Haustierkrebs nicht wild wird. Deshalb wollte ich ihn nicht durch eine Biopsie reizen.

Mit dem Operations-Befund bekam ich die Empfehlung zu Chemotherapie und Bestrahlung, da die Ränder zum gesunden Gewebe sehr knapp waren. Ich habe mich dagegen entschieden und vertraue auf die Homöopathie und darauf, dass ich durch Sport, Qigong, Ernährung und psychische Stabilität mein Immunsystem stärke.

Amazonen

Als ich mich das erste Mal ohne die linke Brust sah, fiel es mir schwer, diese Asymmetrie zu akzeptieren. Ich kam mir sehr schief vor. Mir half, dass es bei der Anschlussheilbehandlung viele Frauen gab, denen es ähnlich ging. An meinem Tisch erzählte eine Rheinländerin witzige Geschichten über ihr Ersatzbrustteil, über die wir lachen konnten. Ich hätte mir gewünscht, dass es in der Kur einen Nacktbadetermin für die Frauen gegeben hätte. Das hätte ich normalisierend und unterstützend gefunden, um die Scheu zu überwinden, den Körper so auch zu zeigen.

Mein Mann war eine große Hilfe. Er sagte schon kurze Zeit nach der Operation: »Es sieht doch schon viel besser aus als vorher.« Ich war zuerst etwas irritiert, weil ich meine Brüste schön gefunden hatte, konnte dann aber verstehen, wie sehr ihn der Tumor gestört hatte. Er konnte mich dort nicht mehr berühren, aus Angst, etwas zu verletzen. Er meinte noch: »Eine schöne Brust ist doch keine Sache der Quantität, mit dreien würdest du auch nicht besser aussehen«. Gemeinsames Lachen wirkt einfach entdramatisierend.

Bei der Lymphdrainage fand ich es unterstützend, dass mein

Körper dort, wo er verletzt worden war, mit Sanftheit und Zuwendung behandelt wurde.

Während der Kur kam anfangs eine große Wut in mir hoch, weil ich operiert und verunstaltet worden war. Ich war auch auf mich wütend und machte mir Vorwürfe, dass ich noch dies oder jenes hätte probieren können, bevor ich mich unter das Messer begab. In der Kunsttherapie malte ich diese Wut und konnte sie auflösen. Inzwischen kann ich meinen Körper so annehmen und war mit meiner Qigong-Gruppe, aber auch mit anderen Leuten schon nackt baden. Ich lege mir dann zwar noch ein Handtuch über die Seite, aber es wird ganz allmählich normaler.

Vor der Operation hatte ich ein Buch über eine brustamputierte Frau geschenkt bekommen.[2] Auf dem Titel ist ein Bild von ihr in einem diagonal geschnittenen Kleid, das die flache Seite freilässt, auf die sie Ornamente gemalt hat. Das gefiel mir und war eine gute Vorbereitung. Allerdings hat diese Frau auch eine ganz kleine Brust, was hinsichtlich der Asymmetrie einfacher ist.

Früher hatte ich mir ausgemalt, eine Blume oder eine Schlange auf die flache Seite tätowieren zu lassen, damit nicht das Fehlende ins Auge springt, sondern ein farbiges Bild. Aber jetzt möchte ich der Brust so etwas erst einmal nicht zumuten.

Im Krankenhaus hing gegenüber meinem Bett ein Liebermann-Gemälde, auf dem eine Frau mit großem Dekolleté zu sehen war. Nachdem ich zwei Tage unentwegt auf diese schönen Brüste starren musste, hing ich das Bild ab.

Ich wollte aus verschiedenen Gründen keinen Brustaufbau und komme mit der Silikoneinlage im BH jetzt auch ganz gut klar. Mit der ersten leichten Baumwollprothese war es schwieriger: Wenn ich in der U-Bahn saß und an mir runterguckte, sah ich plötzlich, dass die linke Brust schon ein ganzes Stück nach oben gewandert war und musste sie dann unauffällig wieder nach unten bewegen.

2 Karoline Erdmann, *Ich tanze mit der Angst – ich tanze mit der Freude*, Herder Verlag, Freiburg 2002.

Nicht nur die Brust – auch der Knoten fehlte mir

Einige Zeit nach der Operation fiel mir auf, dass ich wieder mehr Energie hatte. Ich konnte deutlich längere Fahrradtouren machen als im Vorjahr ohne erschöpft zu sein. Vermutlich hatte der Körper doch viel Energie gebraucht, um den Knoten in Schach zu halten.

Trotzdem freute ich mich nicht wirklich, ihn los zu sein. So verrückt das klingt, er fehlte mir eher. Die Homöopathie sieht einen Tumor als letzten Selbstheilungsversuch des Körpers an. Simpel gesagt, der Körper konzentriert alles Kranke an dieser Stelle. Und diese Stelle konnte ich bisher sehen und fühlen und Veränderungen bemerken. Jetzt gibt es diesen Indikator nicht mehr und ich kann einfach nur hoffen und vertrauen, dass alles in Ordnung ist.

Die Auseinandersetzung mit der Erkrankung hat manches verändert

Ich nehme mir mehr Zeit für mich, für meine Familie und bin gelassener. Meine Werte und auch die Bewertungen anderer haben sich verändert. Ich beendete die Arbeit, die für mich nicht mehr passend war und fand eine neue Stelle in der Krebsberatung, die ziemlich genau dem entspricht, was ich machen wollte.

Meine Macherposition konnte ich ein Stück aufgeben. Anfangs hatte ich die Haltung, dass ich gesund werde, wenn ich mich anstrenge und »alles richtig« mache, ganz viel meditiere oder Qigong mache. Damit machte ich mir Stress – »Heilungsstress«. Irgendwann ging der Satz »Dein Wille geschehe« durch meinen Kopf. Ich war sehr irritiert darüber, da ich nicht im engeren Sinne gläubig bin. Dennoch tat mir dieser Satz gut und entlastete mich. Heute denke ich, dass ich zuständig bin für mich und meinen Körper und die Verantwortung für meine Gesundheit habe. Ich kann viel für mich tun, aber es hängt trotzdem nicht von mir alleine ab. Es ist auch denkbar, dass ich gut für meine Gesundheit sorge und trotzdem eher sterben muss. Diese Vorstellung erleichterte mich. Ich konnte aus dem Wettlauf mit der Erkrankung aussteigen, mehr loslassen und sagen: »Heute geht es mir gut, wie es in fünf Jahren aussieht, weiß sowieso niemand. Ich mache einiges für mich und wahrscheinlich wird alles gut.«

Was ich heute für meine Gesundheit mache?

Ich bin nach wie vor in homöopathischer Behandlung, außerdem mache ich Atemtherapie und gehe in größeren Abständen zur Psychotherapie. Ich achte auf meine Ernährung, bin aber nicht mehr so streng. Ich schlucke Selen und Vitamine und »kaue« morgens früh Sesamöl[3]. Zur Entspannung höre ich mir Heilungstrancen an und mache immer mal wieder Visualisierungen. Drei- bis viermal wöchentlich gehe ich zum Qigong. Im Sommer schwimme ich oft und das ganze Jahr über fahre ich täglich und gerne Fahrrad.

Vermutung über die Krankheitsursachen

Einen möglichen Zusammenhang auf der psychischen Ebene sehe ich darin, dass ich häufig sehr angespannt war und mich überanstrengt habe. Ich forderte immer viel Leistung von mir, nahm meine Arbeit sehr ernst und ließ mich dabei oft zu sehr von fremdem Leiden berühren.

Vielleicht gibt es ja auch andere Ursachen, die weiter zurückliegen. In einer Familienaufstellung[4], die ich neulich machte, zeigten sich familiäre Zusammenhänge, die jetzt hoffentlich auch gelöst werden konnten. Ich stellte mich dort unbewusst auf eine Linie mit der ersten Frau meines Vaters, sozusagen in ihrer Nachfolge.

3 Nach der Ayurvedischen Medizin wirkt das »Kauen« von Sesamöl entgiftend.
4 Familienaufstellung: gruppentherapeutische Methode der systemischen Familientherapie

Sie, die Mutter meiner Geschwister, war früh an Gebärmutterkrebs gestorben. Dass ich eine besondere innere Beziehung zu ihr habe, war mir schon länger bewusst, da sich dies auch in einer ähnlichen Berufswahl ausgedrückt hatte.

Ich glaube, dass es verschiedene Ursachen gibt, es aber für mich besonders wichtig ist, auf innere Ruhe und Entspannung zu achten. Mehr »spielen« und genießen und weniger arbeiten!

Einen Wunsch erfüllte ich mir bereits

Seit einigen Jahren haben wir in Mecklenburg-Vorpommern ein Wochenendhäuschen in Seenähe. Dort erhole ich mich wunderbar und werde ganz ruhig und zufrieden, sobald ich da bin.

Es war schon immer mein Wunsch, einmal eine Weltreise mit dem Fahrrad zu machen. Ich bin gespannt, ob wir das noch schaffen. Es kann ja auch in kleineren Etappen sein.

Was ich anderen in einer ähnlichen Situation empfehlen würde?

Meine Empfehlung hängt natürlich sehr von der Person und ihrer momentanen Fragestellung ab. Wenn sich jemand noch im Diagnose-Schock befindet, kann es wichtig sein, erst einmal nur zuzuhören und wieder Hoffnung zu machen.

Ich würde immer empfehlen, sich verschiedene Beratungen zu holen, in Krebsberatungsstellen, bei Selbsthilfegruppen, oder auch therapeutische Hilfe zu suchen, um diesen Schock zu verarbeiten. Die Diagnose ist an sich oft ein traumatisches Erlebnis, das die Abwehrkräfte zusätzlich schwächt.

Wenn irgend möglich, würde ich in diesen ersten Tagen keine weitgehenden Entscheidungen über die Behandlung treffen. Ich erlebe häufig, dass sich Menschen in eine Behandlung begeben, für die sie sich nicht wirklich entschieden haben. Manche Ärzte und

Kliniken neigen dazu, einen ungeheuren Zeitdruck zu machen. Dabei ist nachgewiesen, dass Erkrankte die Behandlung besser vertragen, wenn sie sich bewusst dafür entscheiden oder die Entscheidung zumindest mittragen. Überhaupt glaube ich, dass es wichtig ist, von den Therapien überzeugt zu sein, da dies die Wirkung sehr erhöhen kann.

Wenn man noch zu wenig oder widersprüchliche Informationen hat und emotional durcheinander ist, ist es besonders schwierig, Entscheidungen zu treffen. In dieser Angst und Unsicherheit ist es verständlich, dass viele Leute die Verantwortung an Fachleute abgeben. Aber ich denke, Heilung ist ein innerer Prozess, der es erfordert, dass man im Laufe der Auseinandersetzung mit der Erkrankung die Verantwortung für sich selbst übernimmt.

Das kann auch heißen, sich mit der Sinnfrage auseinander zu setzen: »Wofür lebe ich? Was will ich unbedingt noch tun? Kann ich das schon jetzt machen, statt es auf später zu verschieben?« Das bedeutet, auf die eigene Lebensqualität zu sehen.

Da Krebs eine Systemerkrankung ist, sollte der ganze Körper gestärkt und ins Gleichgewicht gebracht werden. Deshalb würde ich neben der klassischen Medizin Behandlungen empfehlen, die den gesamten Organismus stärken, wie beispielsweise Homöopathie, Enzymtherapie oder andere komplementäre Therapien.

Neben gesunder Ernährung und körperlicher Bewegung kann es sinnvoll sein, sich zur psychischen Stabilisierung und Entscheidungsfindung psychotherapeutische Hilfe zu holen. Gesundheitstrainings wie Simontonkurse, Bochumer und Hildesheimer Gesundheitstraining bieten eine wichtige mentale Unterstützung.[5] Ebenso kann die Teilnahme an Selbsthilfegruppen eine stärkende Funktion haben.

Ende des ersten Interviews 2004

5 In diesen Kursen werden u.a. Methoden der Entspannung und Visualisierung gelehrt, um die Selbstheilungskräfte zu stärken. Siehe »Nützliche Adressen«

Die letzten fünf Jahre hat sich mein Leben sehr positiv entwickelt. Es ging mir gesundheitlich gut – abgesehen von Problemen mit meinen Handgelenken, die sich mit einer Zahnsanierung und Entgiftung verbessern und hoffentlich auch heilen lassen.

Die Arbeit in der Krebsberatungsstelle der Gesellschaft für Biologische Krebsabwehr fordert und befriedigt mich. Ich habe das Gefühl, genau am richtigen Platz zu sein und lerne dabei immer noch hinzu.

Insgesamt fühle ich mich ausgeglichener und zufriedener als früher. Zufriedener vor allem auch mit mir, da ich mit meinen Schwächen besser umgehen kann. Den liebevollen Umgang mit sich selbst zu entwickeln, ist ein wichtiges Lernziel im Gesundheitstraining, das ich regelmäßig für Gruppen anbiete.

In den letzten Jahren habe ich vielfach mit Selbsthilfegruppen gearbeitet und freue mich deshalb, dass ich jetzt auch für mich eine passende Gruppe gefunden habe. Es sind Therapeutinnen, die selbst an Krebs erkrankt waren und mit Krebspatienten arbeiten. Hier finde ich Unterstützung in meinem Bemühen, mehr auf meine Grenzen zu achten.

Ich glaube, dass bei mir die kontinuierliche homöopathische Behandlung viel bewirkt. Zum Beispiel litt ich im Frühjahr unter einer chronisch gewordenen Nasennebenhöhlenentzündung für die die HNO-Ärztin dringend Antibiotika empfahl. Nach Rücksprache mit meinem Homöopathen bekam ich von ihm zwei Globuli und die Entzündung verschwand fast über Nacht. Solche »Wunderheilungen« unterstützen natürlich mein Vertrauen in die Homöopathie sehr. Auch gewisse Veränderungen auf der psychischen Ebene, z. B. mich weniger unter Druck zu setzen, führe ich zumindest zum Teil auf die Homöopathie zurück.

Ich fahre nach wie vor viel Fahrrad, mache regelmäßig Atemtherapie, gelegentlich QiGong und habe vor kurzem das Achtsamkeitstraining nach Jon Kabat-Zinn für mich entdeckt. Besonders die Meditation »BodyScan« tut mir gut und erhöht die Aufmerksamkeit für meinen Körper.

Vor einem Jahr habe ich meinen sechzigsten Geburtstag gefeiert und mich sehr darüber gefreut, dieses Alter erreicht zu haben. Die Auseinandersetzung mit der Erkrankung erleichtert mir das Älterwerden, das ich jetzt weniger als Verlust, sondern vielmehr als ein Geschenk ansehe. So kann ich sagen: Die Erfahrung mit der Krankheit hat mich insgesamt gestärkt, was sich auch in größerer Zuversicht und zunehmender innerer Sicherheit ausdrückt. Ich habe mehr Vertrauen ins Leben und in mich selbst. Ich sorge mich nicht mehr soviel, sondern habe das Gefühl, es wird auch für mich gesorgt – und ich selbst tue, was ich kann, aber nicht mehr!

Ich bin neugierig, wie es weitergeht.

Friederike: Es ist mein Körper

Jahrgang 1965, verheiratet, drei Kinder: ein 20-jähriger Sohn und eine 17-jährige Tochter aus erster Ehe und ein 7-jähriger Sohn vom zweiten Mann. Sie hat eine eigene Praxis als Physiotherapeutin und ist die Ernährerin der Familie. Ihre Mutter und Großmutter waren bereits an Brustkrebs erkrankt. Sie hatte Multiple Sklerose, bevor im Jahr 2001 bei ihr Brustkrebs entdeckt wurde.

Krebserfahrungen in der Familie

Meine Mutter und meine Großmutter hatten Brustkrebs gehabt. Nach den Behandlungserfahrungen, die sie gemacht hatten, war für mich klar, dass ich diesen ganz normalen medizinischen Wahnsinn nicht mitmachen würde. Ich wusste schon vor meiner Brustkrebsdiagnose, dass ich mir nicht ohne weiteres die Brust abnehmen lassen würde.

Als meine Großmutter starb, war sie so alt wie ich jetzt bin. Meine Mutter war beim Tod ihrer Mutter etwa zwölf Jahre alt gewesen. Die Großmutter hatte nach der Tortur ihrer Behandlungen Suizid begangen. Sie hatte bis zum Schluss wirklich alles mit sich machen lassen und war von den Bestrahlungen überall verbrannt.

Meine Mutter schenkte mir vor einiger Zeit ein Buch über Schüßler-Salze, das meine Großmutter besessen hatte. Das ist jetzt wieder aktuell. Meine Großmutter hatte sich damit befasst und sich auch selbst mit Schüßler-Salzen behandelt. Sie war Krankenschwester.

Meine Großeltern starben sehr früh. Als meine Mutter anfing, Medizin zu studieren, lebten beide schon nicht mehr. Sie schlug sich alleine durchs Leben. Dann wurde ich geboren und sie musste mich alleine großziehen. Sie erkrankte relativ früh an Brustkrebs und ließ sich einmal operieren. Als sie in der zweiten Brust auch einen Tumor bekam, entschied sie sich gegen weitere Operationen.

Jetzt ist sie 63 und Fachärztin für Naturheilkunde. Sie arbeitet mit Bioresonanztherapie[1] und hat vor kurzem noch Psychokinesiologie[2] gelernt. Akupunktur praktiziert sie schon lange. Außerdem ist ihr die Ernährung sehr wichtig.

Ich habe mich schon vor meiner Krebserkrankung viel mit Naturheilkunde beschäftigt. Vor einigen Jahren wurde bei mir Multiple Sklerose diagnostiziert und ich wurde zunächst mit Kortison behandelt. Als mir das zunehmend widerstrebte, ließ ich mich homöopathisch behandeln. Ich war bei einem klassischen Homöopathen, der die indische Lehre nach Rajan Sankaran anwendet. Mir ging es danach sehr gut und ich bekam trotz aller Ermahnungen noch ein Kind. Sogar mit einer Hausgeburt, weil ich die ganze Gerätemedizin nicht erleben wollte. Ich stillte meinen Sohn ganz bewusst eindreiviertel Jahre lang und setzte mich während dieser Zeit mit alternativen Behandlungsmethoden auseinander.

Die Krebsdiagnose

Am 18. Dezember 2001 schickte mich mein Gynäkologe, der auch die Familiengeschichte kennt, zur Mammografie. Ich hatte eine Einziehung an der rechten Brustwarze, doch da ich dies schon viele Jahre hatte, beunruhigte es mich nicht weiter. Ich war immer davon ausgegangen, dass ich keinen Brustkrebs bekomme, weil ich alle drei Kinder sehr lange gestillt habe. Bei der Untersuchung wies ich

1 Bioresonanztherapie ist ein energetisches Therapieverfahren, das mit den körpereigenen Schwingungen des Patienten arbeitet, um Störfelder zu eliminieren und Selbstheilungskräfte zu stärken.

2 Psychokinesiologie ist eine energetische Körpertherapie, deren Ziel es ist, emotionale Blockaden aufzulösen.

auch darauf hin, dass mir diese Einziehung schon lange bekannt sei, dass es also nichts Bösartiges sein könne.

Daraufhin meinte die Ärztin: »Rechts ist auch nichts zu finden, aber links.« In der Mammografie und im Ultraschall habe sie einen Knoten gesehen und sie halte ihn für bösartig. Er sei 1,8 cm groß, ab 1,2 cm bestehe die Gefahr der Metastasierung.

Die Ärztin wollte mich gleich zur Gewebeentnahme schicken, aber ich brauchte Zeit zum Nachdenken und konnte auch die Diagnose nicht gleich annehmen. Zwei Tage später fuhr ich nach Neubrandenburg zu einem Arzt, der spezielle Blutuntersuchungen macht. Dieser war sich sicher, dass in meinem Körper ein Krebsprozess abläuft und meinte, ich solle nicht die Augen davor verschließen.

Nach dieser Nachricht brach ich zusammen. Bis dahin hatte ich mich damit beruhigt, dass es immer noch gutartig sein könnte.

Als ich von dieser Untersuchung nach Hause fuhr, weinte ich den ganzen Weg still vor mich hin. Ich wollte so gern meinen Kleinen noch wachsen sehen, weil ich ihn mir so erkämpft hatte. Ich würde ihm gerne noch so viel mitgeben. Wir leben ja auch durch unsere Kinder und Kindeskinder weiter. Und mein kleiner Sohn sagt oft: »Mama, du hast so viel gelernt, bring mir das doch auch alles bei: wie die Vögel heißen oder die Pflanzen.« Man muss mit den Kindern Pilze sammeln gehen, das macht kein anderer mit ihnen. Solche Dinge lernen sie nicht in der Schule. Alles dies würde ich so gerne noch mit ihm erleben.

Nach einem Telefonat mit meiner Mutter entschied ich, mich nicht so kurz vor Weihnachten operieren zu lassen, sondern fuhr stattdessen mit meiner Familie in den Winterurlaub und las viele Bücher über alternative Behandlungsmethoden. Dabei entdeckte ich die Bücher von Harvey Diamond und Jane A. Plant, die mir sehr geholfen haben. Zuerst ging ich allerdings nach dem Buch von Rudolf Breuß vor.

Scheußliches und schmackhaftes Saftfasten

Ich begann meine Behandlung mit dem Saftfasten nach Breuß, hatte dabei aber das Gefühl, mich zu vergiften. Dann hätte ich ja auch eine Chemotherapie machen können! Man soll für diese Therapie Gemüsesäfte von regionalen Pflanzen trinken, die unter der Erde wachsen: schwarzer Rettich, Sellerie, Möhre. Scheußlich, wirklich scheußlich! Und dann muss man bestimmte Tees trinken. Breuß hat dies für jede Krebsart beschrieben und die Mengen, die er angibt, sind beschränkt, so dass ich nicht genug Flüssigkeit bekam. Vielleicht verstand ich die Anleitungen auch falsch. Nach einer halben Woche brach ich diese Therapie ab und begann stattdessen das Saftfasten nach Diamond. Anschließend beschäftigte ich mich mit der Plant-Diät.

Bei Diamond trinkt man frisch gepresste Obst- und Gemüsesäfte. Man kann so viel trinken, wie man will und nimmt nicht ab, weil man sehr viel Fruchtzucker zu sich nimmt. Bei dieser Diät bleibt man auch leistungsfähig, was sehr wichtig für mich war, da ich beruflich nicht einfach aussteigen kann. Wenn ich ganz krank geworden wäre, hätte ich natürlich aufhören müssen. Aber ich versuchte, es so zu machen, dass ich meine Familie weiter versorgen kann.

Sechs Wochen lang lebte ich ausschließlich von diesen Säften und nahm dabei nur drei Kilo ab. Manchmal trank ich sieben Liter am Tag, was mit viel Arbeit verbunden ist: Man schneidet Unmengen von Obst und Gemüse und presst und presst. Die ganze Familie machte mit und trank den Saft ebenfalls.

Es ist mein Körper

Nach 42 Tagen hatte ich wieder eine Untersuchung, bei der ersichtlich wurde, dass der Knoten von 1,8 cm auf 0,2 cm zusammengeschrumpft war. Ich wollte wissen, ob er bösartig ist und entschied mich für eine Stanzbiopsie. Der Arzt musste mir vorher versprechen, dass der Knoten mit der Stanze im Ganzen entfernt würde, da ich diesen Eingriff sonst nicht hätte machen lassen. Ich wollte nicht, dass er im Körper geöffnet wird. Da der Knoten so klein war, konnten sie alles rausnehmen.

Meine Hausärztin meinte, sie würde meine Entscheidungen und alternativen Behandlungen mittragen – etwas anderes bliebe ihr auch nicht übrig –, aber sie nur dann unterstützen, wenn ich noch Untersuchungen machen ließe, um zu sehen, ob Metastasierungen stattgefunden hätten. Ich musste den Kopf, die Leber und die Lungen untersuchen lassen – es war alles frei.

Der Arzt, der diese Untersuchungen vornahm, konnte meinen Umgang mit der Erkrankung absolut nicht verstehen und beschimpfte mich. In meinem Kopf fand er veränderte Stellen, die durch die frühere Multiple-Sklerose-Erkrankung verursacht waren. Als ich ihm sagte, dass ich diese Stellen schon kenne und es nicht dramatisch sei, wurde er noch viel ärgerlicher. Er fragte auch nach den Kindern und versuchte mich unter Druck zu setzen, damit ich mich doch für eine klassische, medizinische Methode entscheide. Ich ließ ihn einfach schimpfen und ging. Wenn ich etwas nicht will, dann will ich es nicht! Es ist mein Körper!

Ich sagte mir immer wieder: »Friederike, du musst voll hinter deiner Sache stehen, sonst wird das nie etwas. Egal, was du machst und für welchen Weg du dich entscheidest, du musst dahinterstehen und es mit jeder Faser deines Körpers wollen.«

Besonders am Anfang des Fastens musste ich nicht nur Ärzte überzeugen, sondern auch Freunde. Einer rief mich zweimal wöchentlich an, um mich davon zu überzeugen, in eine Schweizer Klinik zu gehen. Kaum einer verstand mich. Ich bat meine Freundinnen und Freunde, meinen Weg zu akzeptieren und ich versprach, dass ich auf sie hören würde, wenn der Knoten nicht auf das Fasten reagiert. Aber erst sollten sie mich meine Entscheidung durchziehen lassen! Meine besten Freundinnen drückten zwar ihre Zweifel aus, tolerierten aber mein Vorgehen.

Die meiste Unterstützung bekam ich von meinem Mann und

meinen beiden jüngeren Kinder. Sie besorgten Früchte, schälten und pressten sie mit mir.

Meine Mutter half mir, indem sie verschiedene Produkte für mich raussuchte, damit ich nicht an Mangelerscheinungen leide. Sie besorgte mir zum Beispiel Megamin, eine Nahrungsergänzung aus Urgestein, das ich immer noch einnehme. In solchen Dingen unterstützt sie mich. Sie kauft mir die Dinge einfach und ich frage nicht, wie teuer es ist.

Milchfreie Diät

In Anschluss an das Saftfasten stellte ich meine Ernährung auf die milchfreie Diät nach Plant um. Es ist nicht schwierig, gut damit zu leben, besonders da Plant auch viele Tipps in ihrem Buch gibt. Auf Reisen nehme ich meine Sojamilch mit. Und wenn ich in ein Hotel gehe, kündige ich dort vorher an, dass ich eine Milchunverträglichkeit habe. Dann bekomme ich Extraessen ohne Milchprodukte. Es gibt auch Literatur für Milch-Allergiker mit guten Hinweisen.

Mit dieser Diät kann man sich normal weiter ernähren. Es gibt beispielsweise Sojasahne und Sojayoghurt, die man statt der Milchprodukte essen kann. Mein Mann findet sogar immer wieder Schokolade, die laktosefrei ist.

Butter und Milch stehen bei uns nach wie vor auf dem Tisch. Meine Tochter trinkt gerne Milch und ich lasse sie, das ist ihre Sache. Mein Sohn nimmt lieber Reismilch. Manchmal koche ich auch mit Milch für die anderen. Wenn ich jedoch mitesse, nehme ich Sojamilch, Reismilch oder Haferdrink. Diese Diät stellt für mich keinen Verzicht, sondern vielmehr eine Bereicherung dar, weil ich immer neue Dinge entdecken konnte.

Nachdem ich meinem Homöopathen davon erzählte, stellte er seine Ernährung ebenfalls um und bekam seitdem nie wieder eine Erkältung. Jane Plant beschreibt unter anderem schließlich auch, dass durch die milchfreie Diät auch die Verschleimung aufhört.

Veränderung durch die Ernährungsumstellung

Früher war ich oft erkältet, jetzt werde nicht mehr so schnell krank. Das kann auch an anderen äußeren Umständen liegen, aber ich glaube, dass die Ernährung eine große Wirkung hat. Vielleicht liegt es an meiner Einstellung. Ich glaube, wenn man etwas mit Überzeugung macht und voll dahinter steht, dann wirkt es auch.

Seit zwei Jahren mache ich diese Diät mit zwei Unterbrechungen. Als ich in Italien war, konnte ich nicht drauf verzichten, in ein Café zu gehen. Auf der Piazza zu sitzen und einen Cappuccino zu trinken, das gehörte dazu. Inzwischen mache ich das nicht mehr und trinke lieber einen Espresso. Wenn man einmal aufgehört hat, Milch zu sich zu nehmen, dann bildet sich ein bestimmtes Enzym im Körper zurück, das für die Milchverdauung wichtig ist. Mir ging es nach diesem Cappuccino wirklich schlecht. Ich hatte Blähungen und das Gefühl, zu stinken.

Es gibt manchmal Situationen, in denen man Lebensmittel zu sich nimmt, die eine Spur Milch enthalten. Wenn ich beispielsweise Weißbrot esse, bekomme ich sofort Probleme.

Als Verzicht erlebe ich die milchfreie Diät nur bei Schafskäse. Ich bin zur Hälfte Bulgarin und bei uns war der Schafskäse immer ein wichtiges Lebensmittel. Ich esse auch sehr gerne Fleisch. Natürlich nicht jeden Tag und ich achte sehr genau darauf, was ich esse. Frau Plant rät jedoch von Fleisch ab und meint, man solle nach und nach völlig drauf verzichten.

Beim Reisen ist meine Ernährung keine Einschränkung. Ich esse viel mehr Früchte, und es gibt auf der Welt so viele interessante Lebensmittel, die keine Milch enthalten.

Als ich mit meinem kleinen Sohn schwanger war, wollte ich mich nur noch mit Produkten aus biologischem Anbau ernähren. Da ich ihm aufgrund der Multiplen Sklerose keine so guten Erbanlagen mitgebe, wollte ich wenigstens auf die Ernährung achten. Deshalb gründete ich gemeinsam mit fünf Familien eine Bio-Kooperation, über die wir im Großhandel einkaufen können.

Ich habe nicht das Gefühl, an Mangelerscheinungen zu leiden. Ich beobachtete meine Haare und Fingernägel, um zu erkennen, ob sich etwas verändert hat. Alle Veränderungen waren jedoch nur positiv. Seit der Umstellung auf diese Diät habe ich keinen Ausschlag mehr und meine Haut ist nicht mehr so empfindlich.

Oft werden Ängste geschürt. Auch meine Ärztin meinte, ich würde Mangelerscheinungen bekommen. Vielleicht hilft es mir auch hier wieder, dass ich mit großer Überzeugung hinter dieser Diät stehe? Wie das Sprichwort sagt, der Glaube versetzt Berge.

Ich bin fordernder geworden

Aufgrund der Multiplen Sklerose hatte sich bei mir schon einiges geändert. Ich spürte, dass ich selbst etwas tun kann und nicht willenlos Dinge hinnehmen muss. Es liegt allein an mir, etwas zu verändern, das kann kein anderer für mich tun. Ich habe inzwischen große Probleme damit, Patienten zu behandeln, die selbst nichts machen wollen. Eine Weile versuche ich ihnen zu sagen, was sie für ihren Körper tun können. Wenn sie sich aber nur passiv behandeln lassen wollen, gebe ich sie ab.

Ich fordere von den Leuten, dass sie selbst etwas machen. Ich weiß, dass es möglich ist und möchte, dass sie das auch erkennen. Früher nahm ich meinen Patienten sehr viel ab. Ich bin in einem Arzthaushalt groß geworden und erlebte dort, dass man sich für seine Patienten sehr einsetzen muss. Ich mache auch jetzt viel für sie, aber ich erwarte von ihnen und auch von anderen Menschen, dass sie Verantwortung für sich übernehmen. Dass nicht Mama, Papa oder andere für ihre Erkrankungen zuständig sind, sondern sie selbst. Und sie selbst können auch etwas ändern.

Bevor ich krank wurde, lebte mein Mann schon nicht mehr bei uns. Mir war jedoch klar, dass die Kinder jemanden brauchen, der sich um sie kümmert, wenn ich nicht mehr da sein sollte, und ich bat meinen Mann, wieder zu uns zu ziehen. Wir sind dadurch näher zusammengewachsen und haben gleichzeitig mehr Distanz zueinander bekommen, da ich jetzt stärker mein eigenes Leben lebe.

Ich fühlte mich plötzlich nicht mehr in erster Linie als Partnerin, Tochter und Mutter, sondern nahm mich als Person wahr. Das war neu für mich, besonders da ich mich auch nicht mehr für alle verantwortlich fühlte, sondern nur noch für meine Kinder und mich. Mein Mann meint, ich sei egoistischer geworden.

Was ich will, das schaffe ich auch

Mir ist klar geworden, dass ich alles im Leben meistern kann, ob es nun eine Diät ist oder etwas anderes, wenn ich es nur wirklich will.

Ich versuche, meinen Kindern diese Haltung mitzugeben. Zu meinem jüngsten Sohn sagte ich erst heute: »Ich kann nicht! Diesen Satz will ich nicht mehr hören. Dann sag, ich habe keine Lust dazu.« Mit meinem Ältesten ging ich noch anders um. Er bekam leider zu viel Mitleid von mir, was nicht gut war. Ich musste in der Auseinandersetzung mit ihm viel lernen und verändern. Es war auch nicht leicht, Abschied zu nehmen und ihn gehen zu lassen. Es fällt mir immer noch schwer, aber inzwischen kann ich ihn loslassen.

Mein Verhältnis zu meinem Körper hat sich geändert

Als ich meinen ersten Sohn bekam, war ich erst 19 Jahre alt. Ich stillte ihn und war sehr enttäuscht darüber, wie sich meine Brust dadurch veränderte. Ich bekam eine Hängebrust und traute mich nicht mehr, knappe Bikinis anzuziehen. Ich empfand mich nie als schön und machte auch nicht viel für mein Aussehen, weil ich mich mit dieser Brust nicht weiblich genug fühlte. Mit der Erkrankung veränderte sich das. Ich war froh, dass ich meinen Busen noch hatte und fand ihn jetzt ganz akzeptabel. Plötzlich war es mir wichtig, mich schön zu machen und mich schön zu finden. Und auch Bikinis zu tragen.

Eine meiner liebsten Freundinnen hat eine ähnliche Brust wie ich. Sie lief immer wie selbstverständlich ohne Bikinioberteil herum. »Lass sie doch alle gucken! Wer macht hier die Werte? Die Männer – und die haben alle aus den Brüsten getrunken, lass sie doch gucken. Sieh dir die Männer an, die ein magersüchtiges Mädchen an der Hand haben und dann doch den Molligeren hinterhersehen.« Diese Freundin half mir sehr. Sie meint, ich würde irgendwann mein Bikinioberteil auch noch ausziehen. Das habe ich noch nicht gemacht, aber zumindest bin ich jetzt mit meinen Brüsten einverstanden.

Mein Körperbild hat sich verändert. Ich finde es überhaupt nicht mehr schlimm, dass ich weiche weibliche Rundungen bekomme. Ich bin nicht traurig über jede Delle, sondern finde es gut, dass sich mein Körper verändert. Und wenn jemand über das Älterwerden jammert, dann antworte ich: »Sei froh, dass du alt wirst. Stell Dir vor, du würdest es nicht erleben!« Es berührt mich, dass Menschen jung sterben, ohne einen Weg zur Heilung zu finden.

Zeit für Neues

Es tut mir gut, viele Gespräche mit gleichaltrigen Freundinnen zu führen, doch auch die Kontakte mit den älteren Patienten helfen mir. Es ist immer wieder faszinierend, wie sie kleine Dinge als wertvoll ansehen und sich darüber freuen. Ich habe auch vieles gelesen und selbst herausgefunden, zum Beispiel dass der Geist ersetzt, was der Körper an Beweglichkeit verliert. Auch während meiner Knieverletzung, die ich gerade hatte, wurde ich vom Kopf her immer beweglicher.

Manchmal wird man jedoch auch vom Körper zu mehr Ruhe gezwungen, was ich durch die Knieverletzung eben erst erlebte. Ich hatte zu viel gearbeitet und war nun im wahrsten Sinne des Wortes ruhig gestellt. Am Anfang fiel es mir schwer, weniger zu machen, aber der Körper hatte sehr klar gezeigt, dass er sich erholen muss.

So hatte ich plötzlich Zeit für Dinge, die ich sonst nie machen konnte, wie zum Beispiel nach Berlin zu fahren und mit einer Freundin ins Konzert zu gehen. Das war ein echtes Erlebnis. Ich setzte mich einfach mit dem Rollstuhl und meinem kleinen Sohn auf dem Schoß in den Zug. Bei dem Konzert von Tracy Chapman gab es eine Rollstuhlbühne und wir saßen ganz vorne und konnten ihr in die Augen schauen.

Meine Wünsche

Ich möchte gerne nach Asien reisen. Auch wenn ich sehr krank geworden wäre, hätte ich versucht, die Reise noch zu machen. Obwohl das natürlich auch ein finanzielles Problem wäre.

Seit langem habe ich mir schon vorgenommen, in den Süden zu ziehen, sobald die Kinder aus dem Haus sind. Es ist mir hier zu kalt, ich muss in die Wärme. Mein Vater ist Bulgare und meine Wiege hatte im Süden gestanden.

Ein großer Wunsch von mir war immer, Medizin zu studieren. Das würde ich auch heute noch gerne tun, aber nur, wenn ich die Möglichkeit hätte, es ganz entspannt und ohne Geldsorgen machen zu können.

Mein Vater und meine Mutter sind Mediziner und sie hatten von mir erwartet, dass ich ebenfalls ihren beruflichen Weg einschlage, was jedoch aus politischen Gründen nicht möglich war. Es war für Kaderkinder im Osten ohnehin schwierig und zudem hatte ich auch noch rebelliert. Ich war nicht zum Abitur zugelassen, konnte aber eine Ausbildung zur Physiotherapeutin machen. Insgeheim trauerte ich damals, dass ich das Abitur nicht machen durfte, und nahm mir vor, es irgendwann nachzuholen. Vielleicht sitze ich mit 60 Jahren an der Uni. Gerade mache ich eine Heilpraktikerausbildung, weil ich beruflich an Grenzen stoße. Ich wende in den Behandlungen schon seit längerem Akupunktur an und brauche diese Ausbildung zu meiner Absicherung.

Kritik am Gesundheitssystem

Es stört mich, dass die Patienten für unmündig gehalten werden. Man bietet ihnen vielleicht eine Alternative an, die sich aber oft nicht sehr von dem eigentlichen Vorschlag unterscheidet. Das Gesundheitssystem hat es noch nicht geschafft, dem Patienten selbst die Verantwortung zu übergeben und sie aktiv in den Prozess einzubeziehen.

Ärgerlich ist auch, dass viele, oft preiswertere Behandlungsmethoden nicht von den Krankenkassen übernommen werden. Sie bezahlen die teueren Operationen, die Chemotherapie und die Bestrahlung, aber nicht die alternativen preisgünstigeren Behandlungen. Es regt mich auf, dass die Entscheidung des Patienten so wenig anerkannt wird und dass auf der anderen Seite die Pharmaindustrie so viel Macht und Einfluss hat.

Langsam findet jedoch ein Umdenken statt: Vielen Leuten wird bewusst, dass sie selbst auch etwas für ihre Gesundheit tun können.

Vermutungen über die Ursachen der Krebserkrankung

Bei mir ist die linke Brust betroffen, die Kinderseite[3] und ich sehe einen Zusammenhang mit den Problemen meines Sohnes. Er ist manisch-depressiv und fing einige Zeit vor meiner Erkrankung an, Marihuana zu rauchen. Das beunruhigte mich sehr. Es war eine anstrengende Zeit für die ganze Familie.

Ich machte eine Familienaufstellung[4] und konnte damit einige Themen aus meiner Herkunftsfamilie bearbeiten. In dieser Aufstellung versöhnten sich mein Vater und meine Mutter und mir ist vieles deutlich geworden.

Mein Verhältnis zu meiner Mutter war schwierig, weil sie keine

3 Nach Hamer und anderen Autoren gibt es einen Zusammenhang zwischen dem betroffenen Körperteil und der zugrunde liegenden Problematik. Die linke Brust steht dabei für Probleme mit der Mutter oder der eigenen Weiblichkeit, die rechte Brust für Schwierigkeiten mit den eigenen männlichen Anteilen oder dem Vater.

4 Die Familienaufstellung ist eine gruppentherapeutische Methode, die in der systemischen Familientherapie angewandt wird.

Familie mehr hatte und ich ihr einziges Kind war. Damit musste ich mich auseinander setzen. Bei drei Kindern verteilen sich sowohl die Liebe als auch die Forderungen anders.

Ich musste immer viel machen, was auch typisch für Frauen ist, die Brustkrebs bekommen. Sie sind oft sehr verantwortungsbewusst und engagiert. Das versuche ich etwas zu reduzieren, muss dabei aber auch Geduld mit mir haben.

Bewegung ist mir wichtig

Ich fahre viel Rad und schwimme sehr gerne. Ich liebe es zu schwitzen. Wenn ich meinen Patientinnen Übungen zeige, mache ich sie auch mit. Um meinen Körper zu spüren, gehe ich mit einer Freundin zu einem Yoga-Kurs. Ich mache auch allein zu Hause Yoga und kann mich damit vor Prüfungen entspannen.

Für meine Gesundheit sorge ich außerdem mit der Ernährung und mit der homöopathischen Behandlung. Zusätzlich nehme ich täglich Megamin und auch Selen.

Was ich anderen Frauen gerne mitgeben würde

Für welchen Weg sich betroffene Frauen auch entscheiden: wichtig ist, hundertprozentig dahinter zu stehen. Man muss einfach mit jeder Zelle seines Körpers diese Entscheidung bejahen. Natürlich würde ich für die alternative Medizin plädieren, weil ich glaube, dass man dabei kein Martyrium durchmachen muss wie bei der klassischen Medizin.

Es ist auch in Ordnung, seinen Weg zu ändern. Eine Entscheidung kann man immer wieder revidieren. Wichtig ist, sich das zuzugestehen. Ich wusste vorher auch nicht eindeutig, was ich wollte, und musste erst probieren.

Ende des ersten Interviews 2004

Im Sommer 2007 hatte sich an der gleichen Stelle in meiner Brust wieder ein Knoten gebildet. Er war in der Mammografie zu sehen. Weitere Untersuchungen habe ich nicht machen lassen, sondern ihn nur mit Abtasten kontrolliert. Da er sich nicht veränderte, konnte ich mich wieder beruhigen.

Jetzt nehme ich Kräuter, die mir ein Meister der Traditionellen Chinesischen Medizin (TCM) verordnet hat. Zweimal jährlich faste ich für 10 Tage, d.h. ich esse dann kein tierisches Eiweiß und nehme sehr wenig zu mir. Insgesamt fühle ich mich total gut.

Mein großer Wunsch war ja immer, Medizin zu studieren. Mein Vater hatte mir in seinem Testament Geld vererbt, damit ich mir diesen Wunsch erfüllen konnte. Ein Medizinstudium dauerte mir jedoch zu lang, stattdessen habe ich eine aufwändige TCM-Ausbildung begonnen. Meine Familie hat mich dabei sehr unterstützt.

2007 bin ich für sechs Wochen nach China gefahren, um im Rahmen des TCM-Studiums auf einer Krebsstation zu arbeiten. Ich habe unter der Kontrolle eines Meisters Diagnosen erstellt und Therapievorschläge gemacht. Der Unterricht war in Englisch und ich habe dort mein Examen gemacht.

Es war interessant, in die asiatische Kultur einzutauchen. Ich habe viel gelernt, aber die Chinesen sind mir nach wie vor rätselhaft geblieben. Wir, mehrere europäische Studenten, waren in der Provinz Sezchuan und wohnten in einem 6er-Zimmer im Studentenwohnheim. Ich hatte großes Heimweh und habe meiner Familie ständig Mails geschickt.

Die hygienischen Zustände waren unglaublich, aber auf der anderen Seite gab es auch ein enormes Wissen unter den Lehrenden. Ich selber habe soviel gelernt und so viele Dinge gesehen, wie man es sich kaum vorstellen kann. Z.B. erlebte ich einen Querschnittsgelähmten, der nach der Akupunktur wieder gehen konnte. Niemand würde das hier glauben.

Auch für das zweite Staatsexamen will ich wieder dorthin reisen. Das hat aber Zeit.

Zurzeit arbeite ich nicht mehr soviel als Physiotherapeutin, sondern mehr als Heilpraktikerin. Die TCM-Arbeit begeistert mich einfach. Es hat sich eine gute Zusammenarbeit mit einigen Ärzten entwickelt, deren Arbeit sich mit der meinigen gut ergänzt.

Das Wichtigste in meinem Leben sind meine Kinder und meine Familie. Ich möchte miterleben, wie der Jüngste groß wird und die beiden anderen aus der Entfernung begleiten. Mit meinem Mann verstehe ich mich wieder sehr gut. Er hat jetzt auch eine Arbeit gefunden, so dass der finanziellen Druck auf mich nachgelassen hat.

Mein Ziel ist es, weiter gesund zu leben und das zu tun, wovon ich überzeugt bin.

Sophie: Ich habe kein einziges Medikament genommen

Jahrgang 1943, geschieden, eine 40-jährige Tochter. Bis zur Magenkrebs-Diagnose 1997 arbeitete sie als Bibliotheksangestellte. Aufgrund der Erkrankung wurde sie berentet und pausierte beruflich sieben Jahre lang. Seit einem halbem Jahr arbeitet sie stundenweise in der Altenbetreuung.

Diagnose: Ulceriertes Magenkarzinom[1]

Alles begann vor acht Jahren mit Magenbeschwerden. Ich plante gerade meinen Umzug von einer drei- in eine anderthalb Zimmerwohnung und ich musste dafür vieles verkaufen und organisieren und war gleichzeitig ganztags in der Bibliothek beschäftigt. In dieser Zeit war mir einfach alles zu viel. Nachts wurde ich häufig wach und musste mich plötzlich übergeben.

Nach einer Magenspiegelung bekam ich 14 Tage später die Diagnose: »Frühkarzinom, knapp unter einem cm«.

Die Ärztin, die mir diese Diagnose auf sehr merkwürdige Weise mitteilte, wollte mich auf der Stelle in ein Krankenhaus einweisen. Ich verließ ihre Praxis unter Schock und setzte mich ins Auto. Damals rauchte ich noch und ich dachte, jetzt ist sowieso alles aus, jetzt rauchst du noch eine. Anschließend warf ich die Kippe aus dem Fenster und die Schachtel gleich hinterher. Hätte ich die Schachtel behalten und weiter geraucht, dann hätte ich mich aufgegeben. In dem Moment war es jedoch so, als ob ich auch meine Bedenken und Ängste damit aus dem Fenster werfen würde.

1 Ulceriertes Magenkarzinom: Magenkrebs, der sich aus einem Magengeschwür entwickelt hat

»Jetzt ist alles zu Ende«

Ich weiß nicht mehr, wie ich von der Ärztin nach Hause kam – ich fühlte mich wie unter einer Glasglocke. Nach der Diagnose brach ich zusammen. Ich denke, das wird jedem so gehen. Ich hatte furchtbare Angst und das Gefühl, dass alles vorbei wäre – als wäre ein Todesurteil ausgesprochen worden. Zumindest wusste ich, dass Magenkrebs tödlich ist.

Ungefähr vier Wochen lang ließ ich die Flügel hängen und fühlte mich als Opfer. Im Vordergrund stand aber mehr der Ärger als die Angst vor der Krankheit. Warum ich? Und auch Wut auf mich selbst. Ich wusste ja, was bei mir alles nicht in Ordnung war und dass einiges schon lange nicht mehr stimmte. Es war mir, als hätte ich Schuld daran, dass es so weit gekommen war.

Ich fühlte mich wie zugeschnürt und konnte keinem Menschen etwas von meinen Ängsten oder meiner Wut sagen. Meine Tochter wollte ich damit nicht belasten, da sie selbst nicht gesund ist. So behielt ich die Diagnose für mich, bis ich Besuch von einem Freund bekam, einem alten Herrn von fast 100 Jahren, der selbst eine Krebskrankheit überlebt hat. Mit ihm konnte ich darüber reden, dass ich nicht bereit war, ins Krankenhaus zu gehen. Er hörte sich das nur an, ohne irgendwelche Ratschläge zu geben, aber für mich war es wichtig, mich jemandem offenbaren zu können.

Meine ersten Überlegungen

Aufgrund der Erkrankung meiner Tochter hatte ich viele Jahre lang medizinische Bücher studiert, in denen unter anderem auch Krebs abgehandelt wurde. Meine Überlegung war: Wenn mein Körper auf negative Impulse, wie Übersäuerung, mit Krankheitssymptomen reagiert, so müsste er durch positive Impulse auch wieder aus dem Säurebereich herausfinden. Der Körper ist ja ein lebendiger Organismus, der sich fortwährend verändert und Störungen überwinden kann. Außerdem war ich mir fast sicher, wenn meine Tochter die ganze Medizin geschluckt hätte, die ihr verschrieben worden war, würde sie heute nicht mehr leben.

Aus den verschiedensten Büchern wusste ich, dass Krebskranke übersäuert sind und dass chemisch hergestellte Medizin meistens Säure für den Körper ist. Mein erster Gedanke war: Wenn mein Körper bereits übersäuert ist, kann ich nicht zusätzlich Säure einnehmen, um gesund zu werden.

Ich wollte Lebensqualität

Um den für mich besten Weg zu finden, informierte ich mich in verschiedenen Krankenhäusern und bei mindestens zwölf Ärzten und Ärztinnen. Ich wollte wissen, ob sie mich auf dem Weg begleiten würden, den ich gehen wollte. Keiner von ihnen erklärte sich dazu bereit. Fast alle waren der Ansicht, dass Krebs die schlimmste Krankheit sei, die man sich überhaupt denken könne, da dürfe man nichts riskieren.

Für mich ist Krebs keine Krankheit, denn ich fühlte mich ja nicht krank, sondern in erster Linie aufgrund meiner Magenbeschwerden sehr geschwächt. Es erschien mir, als ob mein Körper in einem nicht normalen Zustand sei.

Schließlich sagte ich mir: Wenn dich keiner begleitet, dann machst du es eben alleine. Es ist ja sowieso dein Körper. Keiner kann dir dein Leid oder die Schmerzen abnehmen, also machst du es jetzt selbst.

Ich besorgte mir aus der Bücherei einige Bücher über Krebs und sortierte die aus, die ich als negativ empfand oder die eine ausschließlich schulmedizinische Richtung vertraten – denn ich war vor allen Dingen auf der Suche nach ermutigender Lektüre.

Ich wollte keine Operation, ich wollte Lebensqualität. In mir war, wie aus eisernem Guss, ein fester Glaube, dass ich es schaffen würde. Natürlich schüttelten die Ärzte den Kopf und hielten das für Wunschdenken.

Eine Ärztin sagte zu mir: »Der Magen ist ja bloß ein einfacher Sack, da kommt das Essen rein und alle paar Stunden öffnet er sich zum Darm. Es ist überhaupt kein Problem ihn zu entfernen, das könnte sogar der Pförtner machen.« Da ich Menschen kannte, die keinen Magen mehr hatten und elendig daran zugrunde gegangen waren, brach ich nach diesem Gespräch völlig zusammen. Ich kämpfte um mein Leben und die Ärztin besaß die Frechheit mir zu erklären, dass eine solche Operation eine Kleinigkeit und das Leben danach völlig problemlos sei.

Ich fühlte unglaubliche Stärke

Nachdem ich in den ersten vier Wochen nur die Wände angeschluchzt hatte, wurde ich wieder aktiv. Ich holte mein Fahrrad aus dem Keller und zog meine Laufschuhe an. Frühmorgens lief ich zehn bis fünfzehn Runden im Park. Ich machte Atemtherapie und Yoga, aber auch viele Dinge, die unangenehm sind, wie zum Beispiel Überwärmungsbäder. Zu essen gab es eine spezielle Diät für Magen-Darmkranke. All das zog ich mit Freude durch. Es war ja Frühjahr, die Sonne schien, und ich konnte richtiggehend spüren, wie meine Kraft wiederkam und sich langsam steigerte.

Ich spürte in mir eine große Energie, die ich besonders brauchte, um mich gegen die extreme Angst vieler Ärzte vor dieser Krankheit zu wappnen. Diese Furcht übertragen sie auf ihre Patienten, auch auf mich. Ich erlebte eine Ärztin, die ausrief: »Was, der Magen?! Daneben liegt die Leber, die Bauchspeicheldrüse, die Lunge!« Sie konnte sich gar nicht mehr beruhigen, nachdem ich ihr gesagt hatte, dass ich keine Operation wollte. Wie kann jemand solch panische Angst haben, der den Beruf gewählt hat, Menschen zu heilen?

Schließlich fand ich einen anthroposophischen Arzt. Zu ihm sagte ich beim ersten Kontakt: »Ich war bei ganz vielen Ärzten und ich will mir von Ihnen gar nichts anhören, jetzt rede ich.« Er musste lachen, lehnte sich zurück und antwortete: »Ich höre.« Aus rechtlichen Gründen musste er mich auf die Gefahren meines Vorgehens hinweisen, war aber bereit, mich zu unterstützen. Besonders in der Anfangszeit war es ganz wichtig für mich, eine Begleitung von außen zu bekommen und mich bestätigt zu fühlen. Knapp vier Jahre lang ging ich jeden Monat einmal zu ihm. Er fragte, wie es mir geht und ich antwortete: »Gut.« Später brauchte ich diese Art der Begleitung nicht mehr.

Ein weiterer Krebsbefund?

Genau in dieser Phase, als ich mich wieder stärker fühlte, bekam ich vom Frauenarzt einen Brief mit der dringenden Aufforderung, mich zu melden. Ich dachte, wenn jetzt auch noch der Unterleib betroffen ist, dann ist alles vorbei.

Dem Frauenarzt, der ebenfalls Anthroposoph ist, sagte ich, dass er offen mit mir reden könne, da ich den Schock meines Lebens schon hinter mir hätte. Er meinte beruhigend, die gynäkologische Untersuchung habe nur eine Vorstufe von Krebs ergeben. Das könne durch die Schwächung meines Körpers aufgrund der Magenerkrankung bedingt sein. Ich solle mir keine Sorgen machen und in einem Vierteljahr zu weiteren Untersuchungen kommen.

Ich war seit der Erstdiagnose krank geschrieben. Die Ärztin war der Ansicht, ich hätte jetzt andere Dinge zu tun, als zu arbeiten, es ginge schließlich um mein Leben. Ich hätte auch nicht arbeiten gehen können. Irgendwie hatte sich mein ganzes Leben verändert, so als wäre ein Schalter umgelegt worden.

Ein Vierteljahr später stellte der Frauenarzt keine Verbesserung, aber auch keine Verschlechterung fest. Es sei jedoch ein positives Zeichen, dass sich nichts verschlechtert habe. Als ich nach einem halben Jahr wieder untersucht wurde, war der Unterleib in Ordnung!

Konzentration auf die Heilung

Das Untersuchungsergebnis bestätigte mich sehr in meiner Entscheidung gegen eine schulmedizinische Behandlung. Ich vermute, dass der Körper seine Selbstheilungskräfte erst einmal an den Stellen einsetzt, die am wenigsten betroffen sind, um sich dann um den Rest kümmern zu können.

Ich konzentrierte mich während meiner Erkrankung und der Heilung sehr auf meinen Magen und beachtete jedes Stechen und Ziehen. Ich ernährte mich vollwertig und aß viel rohes Gemüse. Heilerde, die ich regelmäßig einnahm, unterstützte die Magen-Darmdiät sehr gut, ebenso wie die Breuß-Kur, die ich in eigener Regie durchführte und die mir blendend bekommen ist.

Obwohl ich spürte, dass ich auf dem richtigen Weg war, hatte ich oft keine Energie und fühlte mich sehr müde. Als ich von der BfA zu einer Kur aufgefordert wurde, konnte ich mir nicht vorstellen, zu verreisen, da es mir zu dieser Zeit schon utopisch erschien, meinen Koffer für diese vier Wochen zu packen. Die Kur, zu der ich letztlich gezwungen war, da ich sonst kein Krankengeld mehr bekommen hätte, erwies sich jedoch als ein wahrer Segen.

Ich ging in eine anthroposophische Kurklinik, da ich dort in Ruhe mein Konzept durchziehen konnte. Mein Arzt hatte sie mir empfohlen: »Sie brauchen Ihre Kraft jetzt für sich und nicht, um gegen die Ärzte zu kämpfen.«

Bei den Anthroposophen konnte ich ganz viel Kraft schöpfen. Um die Weihnachtszeit herum hielt sich dort nur noch eine kleine Gruppe von Patienten auf und von dem Sanatorium selbst ging eine sehr harmonische Atmosphäre aus. Auch die Ernährung war gut verträglich. Als ich zurückkam, fühlte ich mich innerlich und äußerlich gesalbt und viel heiler als vor Kurantritt.

Mein Arzt zuhause riet mir zur Misteltherapie. Ich fand es unnatürlich, mich selbst zu spritzen. Nach meiner Vorstellung waren mein Körper und mein Stoffwechsel durcheinander und funktionierten nicht normal. Wenn ich jetzt Mistel spritzen würde, befürchtete ich, noch mehr aus dem Lot zu geraten. Der Arzt war erst ein bisschen ärgerlich, dass ich seinen Vorschlag ablehnte, konnte es aber dann akzeptieren.

Krebs ist nicht mehr nachweisbar

Ein Dreivierteljahr nach der Krebsdiagnose ging ich erneut zur Magenspiegelung, natürlich zu dem selben Magenfacharzt wie beim ersten Mal. Ich sah blendend aus und erzählte ihm, dass es mir sehr gut gehe. Daraufhin meint er: »Warten Sie erst mal ab!« Ist das nicht aufbauend?

Ich war mir nicht sicher, ob ich eine Biopsie machen lassen sollte oder nicht. Ich bin eigentlich dagegen. Bei Hackethal hatte ich gelesen, man solle den Krebs in Ruhe lassen, damit er nicht anfängt wild zu werden.

Sollte ich nur die Magenspiegelung machen oder konnte ich eine Biopsie wagen? Mein Gefühl sagte mir, ich könne es probieren.

Bei der Magenspiegelung war kein Karzinom mehr nachweisbar. Der untersuchende Arzt, der neun Monate vorher die Krebsdiagnose gestellt hatte, konnte nichts entdecken. Bei der Untersuchung »vierteilte« er mir den Magen regelrecht. Er wollte unbedingt etwas finden und konnte das Ergebnis nicht verstehen. Die Biopsie ergab ebenfalls keinen Magenkrebs mehr, allerdings wurde noch von einem hochgradigen Krebsverdacht gesprochen.

Nach dieser Untersuchung brauchte ich fast ein Jahr, um die durch die Biopsie und die Magenspiegelung ausgelösten Magenbeschwerden wieder loszuwerden. Seitdem ließ ich keine derartigen Kontrolluntersuchungen mehr vornehmen.

Vielleicht hatte ich auch Glück

Meine Überzeugung ist, dass mir eigentlich nichts passieren kann, wenn ich in Einklang mit der Natur lebe. Nur wenn ich gegen die Natur handele, kann ich Probleme kriegen. Vielleicht ist das ein Kinderglaube, aber ich empfinde es so. Als ich das einer Yoga-Lehrerin sagte, regte sie sich auf, wie ich so denken kann. Vielleicht gehört auch ein bisschen Glück zu meinem Krankheitsverlauf – das weiß ich nicht.

Ich meditiere viel. Obwohl ich nicht in die Kirche gehe, fühle mich mit einer großen Kraft verbunden. Ich verankere mich nach unten wie ein Baum mit seinen Wurzeln und verankere mich auch nach oben. Dadurch fühle ich mich unwahrscheinlich stark und gehalten.

Heute sehe ich es als Riesenglück an, dass ich gleich nach der Krebsdiagnose berentet wurde. Damals war das ein Schock, ich war ja erst 53. Und es war auch erschreckend, dass die Ärzte mir überhaupt keine Chance gaben, dass sie annahmen, bei mir sei sowieso nichts mehr zu retten. Das steckte ja dahinter. Meine Berentung war nicht befristet, sie war endgültig. Ich fühlte mich ausgemustert und war traurig über den Verlust meiner Arbeit. Da ich voll berufstätig gewesen war, hatte mein Leben plötzlich einen großen Haltepunkt verloren.

Inzwischen bin ich froh, dass ich so viel Zeit für mich hatte. Ich weiß, dass ich meine Gesundheit nur behalten konnte, weil ich mich voll und ganz darauf konzentrierte, wieder gesund zu werden.

Meine Schwester ist vor vier Jahren an Magenkrebs gestorben – ein halbes Jahr nach der Diagnose.

Im Nachhinein betrachtet, hatte ich günstige Bedingungen. Ich war allein stehend, was ich nicht immer schön fand. Aber ich konnte tun, was ich brauchte und musste auf niemanden Rücksicht nehmen. Ich hatte mich von allen Menschen abgeschottet, die gegenteiliger Meinung waren und mir Ratschläge geben wollten. Sie meinten es gut mit mir, belasteten mich aber damit.

Fast ein Jahr lang las ich keine Tageszeitungen. Ich hatte so viel mit mir und meinem Körper zu tun, dass ich Horrormeldungen nicht ertragen konnte. Ich hörte noch Radio und war dadurch nicht ganz weg von der Welt. Gelesen habe ich viel, nicht nur über Krebs, auch über Magen-, Darmkrankheiten, Gallenleiden und alles, was damit zusammenhängt. Besonders alternative Literatur hat mich interessiert. Die Bücher von Bircher-Benner über Ernährung waren mir eine große Hilfe. Alle meine Aktivitäten füllten mich so aus, dass ich kaum freie Zeit hatte. Um mich abzulenken und mich nicht ausschließlich mit Gesundheit und Krankheit auseinanderzusetzen besuchte ich einen Bastelkurs. Ich fand das großartig, weil ich so etwas noch nie gemacht hatte.

Der Krebs war immer präsent

Die Mutter meiner Freundin ist Malerin. Sie lud mich zum Malen in ihr Atelier ein, obwohl ich noch nie in meinem Leben gemalt hatte. Aber sie sagte nur: »Einfach machen.« Das waren die Stunden, in denen ich die Erkrankung vergessen und ich mich ablenken konnte. Sonst rotierte in meinem Kopf ständig der Satz: »Du hast Krebs.« Ich wachte morgens mit diesem Gedanken auf und schlief abends damit ein. Es dauerte lange, bis sich dieser Schockzustand wieder gelegt hatte.

Ich habe immer noch das Gefühl, ich könnte jederzeit wieder in diesen Krebszustand reinrutschen aufgrund irgendwelcher Umstände, die ich nicht beeinflussen kann. Bereits zu viele negative, »saure« Gedanken, die in einem verankert sind, können einen krank machen.

Eine ebenfalls betroffene Frau aus meiner Atem-Gruppe wollte wissen, wie ich mit der Erkrankung umgehe. Als ich ihr sagte, dass ich einfach meinem Körper vertraue, war sie ganz entsetzt und meinte, ihr Körper habe sie doch im Stich gelassen. »Nein«, entgegnete ich, »das stimmt nicht, du hast ihn verlassen. Dein Körper hat sich nur gewehrt.« Diese Frau und auch viele andere fanden mich in meinen Auffassungen von Erkrankung und dem Weg zur möglichen Heilung eigenwillig und unbegreiflich. Obwohl sie ja sahen, wie gut es mir ging.

Neue Zufriedenheit

Die Krankschreibung und die Berentung waren auch eine große Chance, mein Leben noch mal völlig neu zu ordnen, mir neue Ziele zu setzen und zufrieden zu werden. Ich fühlte mich jetzt oft unheimlich glücklich, was ich seit Jahren nicht mehr kannte.

Es war eine Kraft in mir, die ich abrufen konnte, wenn ich sie brauchte. Durch die Erfolge wuchs auch meine innere Sicherheit immer mehr.

Ich nahm tatsächlich keine einzige Pille ein, kein Medikament, nichts. Natürlich schluckte ich Nahrungsergänzungsmittel, Vitamine A, C, E und Selen, aber nicht übermäßig. Vor allem verwendete ich Heilerde und Kräutertees, aber das sind ja natürliche Sachen. Ich machte viel für mich und meinen Körper und es war ein langer Weg zur Heilung.

Wenn mein Geist und mein Körper im Einklang sein sollen, dann muss ich in Ausgewogenheit leben. Ich kann nicht den Kopf überbetonen, denn dann verlässt mich meine Intuition, mein Gefühl. Ich bin schon glücklich und dankbar, dass ich so ein schönes Leben habe, wenn es auch nicht vollkommen ist. Aber es ist für mich doch in einer bestimmten Weise schön geworden – das ist enorm viel.

Ich lebe anders

Meine Ernährung ist bis heute sehr gesund geblieben, auch wenn ich manchmal meine »Ausfälle« habe und zu viel esse. Aber nach einer gewissen Zeit finde ich wieder zum Normalen zurück. Ich walke jetzt und gehe weiterhin zur Atemgruppe. Eine Bekannte meinte, ich lebte heute im Vergleich zu früher so völlig anders und hätte ganz andere Wertvorstellungen. Vor meiner Erkrankung waren mir beispielsweise meine Haare sehr wichtig. Heute haben solche Äußerlichkeiten nicht mehr solche Bedeutung.

Ich sehe nicht mehr fern – dazu hätte ich gar keine Zeit –, sondern höre nur noch Radio: Klassik, Nachrichten und Literatur.

Über mein Leben habe ich mir viele Gedanken gemacht, ich lebe ja alleine in relativer Ruhe. Ich glaube, dass meine Durchsetzungsfähigkeit auch mit meiner Herkunftsfamilie zu tun hat. Ich bin das vierte Kind meiner Eltern und die erste Tochter. Meine Mutter war ständig krank und ich musste viel im Haushalt tun. Von mir wurde erwartet, stark zu sein und die Mutter zu unterstützen. Gegenüber meiner jüngeren Schwester sollte ich vernünftig sein und gegen meine Brüder musste ich mich durchsetzen. Selbstsicherheit allerdings, die hatte ich damals nicht, das kam erst mit der Zeit.

Eine neue Belastung

Ungefähr anderthalb Jahre nach meiner Krebserkrankung musste ich mich einer weiteren Belastung stellen – einer plötzlich aufgetretenen Elektrosensitivität: Als ich nach der zweiten Kur in meine Wohnung zurückkam, fühlte ich unter den Fußsohlen ein eigenartiges Kribbeln. Ich war regelrecht aufgeladen. Ich konnte an keinem Neonlicht mehr vorbeigehen, alles hatte eine spürbare Abstrahlung. Wenn ich einkaufen ging, Tiefkühlregale neben mir, Neonlichter über dem Kopf, vibrierte mein ganzer Körper. Ich stand regelrecht unter Strom und hatte starke Missempfindungen.

Eine Untersuchung über Schwermetallbelastungen ergab eine extreme Gold- und eine mittlere Nickelbelastung. Ich hatte riesige Amalgam-Füllungen in meinen Zähnen und einige Kronen. Mein Gebiss war »gut saniert«.

Nach langem Suchen fand ich eine kompetente Zahnärztin, die sich meines Problems annahm. Die Füllungen mussten alle entfernt werden und ich verlor im Laufe der Behandlung elf Zähne. Ich begann nach Dr. Klinghardt eine Entgiftung mit natürlichen Mitteln, wie Chlorella-Algen, Koriander-Extrakt und Bärlauch.

Mit den Zähnen machte ich viel durch und litt während der ganzen Zeit sprichwörtlich wie ein Hund.

Früher hatte ich oft Entzündungen der Stirn- und Nasennebenhöhlen. Seit der Entfernung des Amalgams und der Entgiftungsbehandlung hat sich das sehr gebessert und ich fühle mich viel gesünder. Die Elektrosensibilität ist auch nicht mehr so stark. Die Zahnärztin meinte, ich hätte durch die verschiedenen Metalle ein regelrecht »strahlendes Mundwerk« gehabt. Ich war wie eine Antenne, die Schwingungen von elektromagnetischen Wellen anzog.

Andere Menschen können das nicht nachvollziehen, das ist sehr schlimm für mich. Sogar meine Familie dachte, ich würde spinnen.

Eine Ärztin meinte, diese Sensibilität sei auch eine Fähigkeit, auf die ich stolz sein könne. Auf solch eine Fähigkeit kann ich aber gut verzichten. Ich möchte nicht mit körperlichen Missempfindungen auf Schwingungen reagieren, sondern ich möchte nur so viel spüren wie andere auch. Diese Empfindlichkeit belastete mich stark und es war eine Wohltat, als sie nachließ.

Ich meide noch immer Menschen, die ihre Handys auf meine Bitte nicht ausstellen, wobei es Unterschiede bei der Abstrahlung gibt. Auch die schnurlosen Telefone sind sehr belastend und die Radiowecker ebenfalls. Man sollte sie auf keinen Fall ans Kopfende stellen!

Wenn ich mit der U-Bahn unterwegs bin, muss ich manchmal aussteigen in der Hoffnung, dass im nächsten Wagen weniger Handys sind und es mir dort besser geht. Auch bei der Suche nach einem Minijob war ich eingeschränkt. Da alte Leute kaum elektronische Geräte besitzen, kam ich schließlich auf die Idee, in der Altenbetreuung zu arbeiten.

Diese Elektrosensitivität warf mich mehr aus der Bahn als die Krebserkrankung. Das empfand ich wie einen Kampf gegen ein Phantom, Krebs ist dagegen etwas Fassbares für mich.

Meine Tochter meinte, ich überfordere die Leute, wenn ich ihnen von der Elektrosensitivität erzähle. Deshalb sage ich manchmal, ich hätte einen Herzschrittmacher, das klingt handfester und die Menschen verstehen das eher.

Ursachen für die Krebserkrankung

Zwei Jahre vor der Erkrankung hatte ich eine private Extremsituation erlebt und war sehr unglücklich gewesen. Gleichzeitig hatte ich berufliche Probleme gehabt. Vielleicht hätte ich mich versetzen lassen sollen, um nicht ständig dieser negativen Atmosphäre ausgesetzt zu sein. Der Beruf war ja für mich ein wichtiger Lebensinhalt. In dieser Zeit fühlte ich mich manchmal sehr resigniert.

Etwa ein halbes Jahr vor der Krebsdiagnose hatte ich einen Stromunfall. Ich hatte im Dienst versucht, eine Lampe zu reparieren und dabei einen Schlag bekommen. Für den Körper war das ein wahnsinniger Schock, der auch mit ein Auslöser für den Krebs gewesen sein kann. Ich glaube, dass der Körper durch diesen Schock extrem in den Säurebereich geraten war. Wahrscheinlich kamen alle diese Ursachen zusammen.

Der Facharzt sagte mir nach der ersten Magenspiegelung, das Karzinom hätte sich aus einem Magengeschwür entwickelt, und ich hätte bereits früher schon Magengeschwüre gehabt, von denen noch Vernarbungen zu sehen seien. Das führte bei mir zu der Überlegung, dass da vielleicht auch ein abgeheiltes Karzinom mit dabei war. Vor meiner Krebserkrankung hatte ich keinerlei Magenprobleme, jedenfalls keine gravierenden. Meine Überlegung war, wenn mein Körper diese Magengeschwüre selbst geheilt hat, dann kann er dieses Magenproblem auch meistern. Das wurde zu meiner festen Überzeugung.

Meine Wünsche

Da ich durch meine Zahnarztrechnungen gerade in einer finanziellen Misere stecke, wünsche ich mir, künftig möglichst von solchen hohen Kosten verschont zu bleiben. Ich möchte einfach mein Auskommen haben. Ich bin bescheiden und will auch bescheiden bleiben. Ich lebe und bin glücklich darüber. Mein Ziel ist, innerlich zu wachsen und meine Gedanken klar zu halten. Ich will nicht in negative Haltungen kommen und will lernen, mich von Dingen abzuschotten, die mich kränken. Dabei will ich nicht nur das Schöne mit der rosaroten Brille sehen, sondern ich will die Dinge, die mich krank machen können, bis zu einem gewissen Punkt zulassen und dann sagen: »Schluss, bis hierhin und nicht weiter!« Das habe ich inzwischen gelernt.

Ich will mich auch nicht mehr als Opfer sehen. Bei der Krebserkrankung beschäftigte mich massiv die Frage, warum es ausgerechnet mich getroffen hatte. Auch bei der Elektrosensibilität fragte ich mich, »was ich verbrochen habe, um so bestraft zu werden«. Diese Haltung habe ich inzwischen überwunden.

Ich möchte Klarheit in meinen Gefühlen, in meinem Kopf und in meiner Seele haben. Ob mir das gelingt, weiß ich nicht. Ich bemühe mich in jeder Hinsicht, aber ich bin auch nur ein Mensch mit allen Fehlern, Schwächen und Stärken.

Mein Wunsch wäre es, nicht an einer Krankheit zu sterben, sondern irgendwann einfach das Leben loszulassen. Denn sterben müssen wir doch alle einmal, wir verdrängen das nur.

Meine Überzeugung ist, dass man alles, was man sich wünscht, was wirklich wichtig ist im Leben, geschenkt bekommt. Dazu gehören auch Zuneigung und alles, was man braucht, um innerlich zu wachsen.

Ich glaube, dass alles im Leben zum richtigen Zeitpunkt kommt. Es ist so wichtig, dass man das akzeptieren kann und nicht verpassten Gelegenheiten nachtrauert. Im Grunde genommen liegt sehr viel in meiner Hand. Das habe ich bei meiner Krankheit gelernt.

Ich bin auch nicht traurig um diese Erfahrung. Im Gegenteil, es war eine Erleuchtung.

Ich möchte das Kapitel Krankheit jetzt für mich abschließen, wobei ich eigentlich der Meinung bin, dass Krebs eigentlich keine Krankheit ist, sondern mehr ein Zustand, in den der Körper geraten ist, aus dem Krankheiten entstehen. In diesem Zustand ist mein Körper nicht mehr, aber er kann natürlich jederzeit, wie bei jedem Menschen, wieder da reingeraten. Um das zu verhindern bemühe ich mich, auf allen Ebenen ausgeglichen zu sein, was ich natürlich auch nicht immer bin.

Mit den Ratschlägen ist das so eine Sache.

Ich stellte fest, dass die meisten Menschen im Bezug auf ihre Selbstheilungskräfte sehr kleingläubig sind. Sie glauben nicht an sich und geben die Verantwortung ab. Sie sind so wissenschaftsgläubig und technikhörig.

Der Mensch wird oft wie eine Maschine behandelt: das alte Teil wird entnommen, das neue Ersatzteil kommt rein und alles ist in Ordnung! Aber der Mensch ist keine Maschine, sondern Teil der Natur. Das wird er trotz aller Technik immer bleiben und wird auch den Naturgesetzen immer folgen müssen. Das sind einfache und schlichte Regeln, aber die meisten Leute halten sie nicht ein.

Ich wünsche mir, dass die Ärzte mehr über natürliche Heilmethoden lernen, dass sie sich angewöhnen, sich in einer auch für die Patienten verständlichen Sprache auszudrücken, ihnen zuzuhören und sie ernst zu nehmen.

Ich habe versucht, anderen Ratschläge zu geben, auch ungefragt, aber das brachte nicht viel. Gerade über die Ernährung könnte man so viel erreichen. Ich selbst machte die besten Erfahrungen mit milchsauer Vergorenem (Sauermilchprodukte, Sauerkraut oder fermentiertes Getreide) und Magerquark mit Leinöl. Ich nehme jeden Morgen Joghurt mit einem Löffel Leinöl[2] zu mir. Für mich ist das eine gute Methode, um mich vor Krebs zu schützen.

Die Natur ist für mich wichtig, die Blumen und die Farben. All die Dinge, die von manchen Menschen als naiv abgetan werden, sind wesentlich. Einfach bei der Natur bleiben!

Ende des 1. Interviews 2004

Wie es weiterging: 2004-2009

Inzwischen bin ich – nach vielen Jahren Erwerbsunfähigkeitsrente – eine echte Rentnerin geworden. Ich lebe weiterhin gelassen und voller Zuversicht in meinem Lebensrhythmus, höre auf meinen Körper und fordere mich – aber überfordere mich nicht. Gesundheitlich geht es mir gut und ich habe keinerlei Einschränkung meiner Lebensqualität. Selbst die unselige Überempfindlichkeit gegenüber Elektrosmog ist verschwunden. Es hat allerdings zwei Jahre gedauert bis mein Gebiss komplett saniert war und danach die Empfindlichkeit allmählich nachließ. Nun kann ich mein Leben wieder ungestört genießen.

Rückblickend war für meinen Heilungsweg mein eiserner Wille – ohne Gifte zu heilen – entscheidend. Er hat mir geholfen, wieder gesund zu werden und es auch zu bleiben. Besonders die Bewegung in frischer Luft (Walking, Tischtennis, Schwimmen, Radfahren, Wandern) ist eine unerschöpfliche Quelle von Lebenslust und Lebensfreude.

Wichtig war für mich auch eine gute Ernährung. Empfehlen möchte ich Sanddorn, Granatapfel und auch bestimmte Gewürze, die wie natürliches Antibiotika wirken. Damit lassen sich wunderbare Erfolge erzielen.

2 Ernährung nach Johanna Budwig: *Die Öl-Eiweiss-Kost.* Kernen: Sensei Verlag, 2001.

Gabriella:
Ich hatte so eine innere Sicherheit

Jahrgang 1962, lebt seit elf Jahren in einer festen Beziehung. Sie arbeitet als selbstständige Heilpraktikerin und leitet Seminare an verschiedenen Institutionen in Berlin zum Thema Gesundheitsprophylaxe. 1996 wurde bei ihr ein Brustknoten entdeckt und als krebsverdächtig diagnostiziert.

Schon vor der Diagnose achtete ich auf meine Gesundheit

Vor einigen Jahren machten mir meine Gelenke Probleme. Die Daumen- und Zehengelenke waren so arthritisch, dass ich nicht einmal mehr tanzen konnte. Also begann ich mich mit Ernährung zu beschäftigen und aß ganz konsequent anderthalb Jahre kein tierisches Eiweiß mehr. Die Gelenke sind seitdem wieder frei beweglich und nur der Ellbogen tut im Winter noch manchmal weh. Nach dieser Ernährungsumstellung war auch mein Heuschnupfen verschwunden. Bis heute ernähre ich mich vollwertig, esse viel Rohes und wenig tierisches Eiweiß.

Seit Jahren betreibe ich viel Sport, wenigstens vier Stunden in der Woche, da ich unter anderem Rückenschulkurse leite und die Übungen meistens mitmache. Einmal wöchentlich gehe ich – auch heute noch – zum orientalischen Tanz und zwischendurch ab und zu zum Tanzen alleine in die Disco.

Ein kirschgroßer Knoten

1996 entdeckte mein Partner einen Knoten in meiner Brust. Er war bereits kirschgroß, doch ich hatte das Gefühl, als wäre er ganz plötzlich gewachsen.

In dieser Zeit war in meinem Leben vieles unsicher: Einer meiner Auftraggeber kündigte die Hälfte meiner Lehraufträge, mein Partner hatte seinen Traumjob in einer anderen Stadt gefunden und ich wusste nicht, ob ich zu ihm ziehen oder hier bleiben sollte. Eine neue Stadt hätte für mich einen Neuanfang mit meiner Praxis bedeutet und alles, was mit dran hängt … Das wollte ich nicht. Seit zwölf Jahren bin ich selbstständig und habe hier mein soziales Netz.

Mein Frauenarzt reagierte sehr besorgt. Die Sonografie brachte keine Klarheit. Im Befund stand, dass es wahrscheinlich ein Fibroadenom, ein gutartiger Tumor des Binde- und Drüsengewebes sei, aber der Arzt wollte eine Biopsie machen, also eine Gewebeprobe entnehmen. Ich hatte bei Hackethal unter anderem gelesen, dass es durch eine Biopsie, die einen vielleicht schlafenden Krebs auch erst aktivieren kann, zu einer Streuung der Krebszellen kommt. Hackethal unterscheidet ja Haustier- von Raubtierkrebs. Ich vertraute einfach darauf, dass es kein Krebs sein kann und hatte auf diese Weise eine innere Sicherheit. Dr. R. versuchte, mir mein Vertrauen in mich und meinen Körper zu nehmen. Er meinte, dass Frauen, die ein gutes Körpergefühl hätten, trotzdem Krebs bekommen könnten. Zum Glück ließ ich mich nicht von ihm verunsichern.

Ich maß den Durchmesser des Knotens jedes Wochenende mit einer Schieblehre und hielt das Ergebnis fest. Er wuchs und wuchs und hörte nicht auf zu wachsen. Wenn ich ein enges T-Shirt trug, sah man eine Wölbung an der rechten Brust. Nach einem halben Jahr ging ich noch einmal zur Sonografie, wo natürlich ebenfalls festgestellt wurde, dass der Knoten größer geworden war. Mein Gynäkologe machte mir Angst und setzte mich unter Druck, weil er den Knoten herausnehmen wollte. Er könnte ja bösartig sein, man müsse doch Sicherheit bekommen – und was sei denn dabei, ihn herauszunehmen?

Ich wollte keine Operation

Ich überlegte, was ich statt einer Operation tun sollte. Ich konnte ja nicht nur abwarten. Also begann ich eine Psychotherapie und etwas später eine homöopathische Behandlung. Ich war vorher schon gelegentlich in homöopathischer Behandlung gewesen, aber nicht konsequent.

Ich ließ mich im Feministischen Frauen Gesundheitszentrum (FFGZ) beraten und las viele Bücher, unter anderem eins von J. Compton Burnett, in dem er fortgeschrittene Brustkrebserkrankungen beschreibt, die er erfolgreich behandelt hatte. Das alles gab mir noch mehr Mut, denn ich sah, dass es möglich sein konnte, auch ohne Operation wieder gesund zu werden.

»Fünf Minuten am Tag müssen Sie mit dem Knoten sprechen«

Eine andere Freundin, die ihre Ausbildung bei dem Homöopathen und Arzt Ravi Roy in München gemacht hatte, riet mir, zu ihm zu fahren und mich dort behandeln zu lassen.

Das habe ich mit ganz viel Hoffnung getan. Ich war nur 20 Minuten bei ihm, das reichte ihm für die Anamnese. Es verblüffte mich völlig, dass er so wenig von mir wissen wollte. Nach ein paar Minuten sagte er, ich solle täglich mit dem Knoten reden: »Nehmen Sie sich jeden Tag fünf Minuten Zeit für sich und sprechen Sie mit dem Knoten, was er für Sie bedeutet und er wird weggehen.«

Natürlich hatte ich Ängste

Ich bin anfangs vor lauter Angst fast verrückt geworden. Als der Knoten immer weiterwuchs, beunruhigte mich das extrem. Auch im Laufe der Erkrankung kam die Angst immer wieder hoch, die Befürchtung, dass der Knoten weiterwächst und doch bösartig ist. Anderthalb Jahre hatte ich immer wieder Zweifel, ob meine

Entscheidung wirklich richtig war, bis ich dann merkte, dass der Knoten kleiner wurde. Ich hatte zwar gute Unterstützung von meinen homöopathischen Freundinnen, aber *ich* musste mit der Angst umgehen und hätte auch die Folgen tragen müssen.

Anfangs erzählte ich nur wenigen Menschen davon, weil ich mich schämte, als Heilpraktikerin eine solche Erkrankung zu bekommen. Mit dieser Einstellung ging ich in die Therapie. Damals dachte ich noch, dass man nicht krank werden könne, wenn man nur gesund lebt und alles richtig macht. Man muss nur alles richtig machen! Was für ein Glaubenssatz!

Meinen Eltern erzählte ich nichts, weil ich wusste, sie würden sich zu große Sorgen machen und das wiederum konnte ich nicht gebrauchen. Mein Partner akzeptierte meine Entscheidungen und drängte mich nie, in schulmedizinische Behandlung zu gehen. Er beteiligte sich am Messen und Aufschreiben und wir redeten viel über die Therapie.

Zu meinem Frauenarzt ging ich drei Jahre lang nicht mehr, aus Angst, er würde mich unter Druck setzen. Ich schrieb ihm einen Brief, dass ich meine Brust nicht mehr von ihm untersuchen lassen wolle. Ich wollte mich einfach nicht mehr zusätzlich verunsichern lassen.

Ich suchte auch keine anderen Ärzte mehr auf. Ich klärte alles mit Ravi Roy und seinen Assistenten am Telefon und auch mit meiner Psychotherapeutin.

Der Knoten wurde tatsächlich kleiner

Ich war fest davon überzeugt, dass die Behandlung Erfolg haben würde, immerhin zeigten auch die homöopathischen Mittel sichtbare Wirkung. Alte Krankheitsgeschichten kamen wieder hoch und ich spürte, dass die Homöopathie greift.

Der Knoten schrumpfte allmählich von drei auf einen Zentimeter Durchmesser. Es dauerte insgesamt fünf Jahre, bis er nur noch so klein war wie ein Kirschkern. Ich war froh, dass ich den Mut gehabt hatte, diese Zeit durchzuhalten; und dass es geglückt ist.

Nach diesen drei Jahren traute ich mich mit dem kleiner gewordenen Knoten wieder zu meinem Frauenarzt Dr. R.. Er sah sich zum Vergleich die alten Bilder an und sagte: »Ach, der ist ja kleiner geworden.« Auf meine Frage, ob er sich noch daran erinnere, wie stark sich der Knoten nach außen gewölbt hatte, meinte er nur: »Ja, ja« und ging nicht weiter darauf ein. Von meiner homöopathischen Behandlung wollte er gar nichts wissen.

Nun habe ich also nur noch so einen Kirschkern in der Brust. Er ärgert mich nicht mehr und ich akzeptiere ihn einfach. Vom Arzt bekam ich nun die Bescheinigung, dass es ein Fibroadenom sei. Ich denke, dass es das auch vorher schon war. Ich bin immer davon ausgegangen, dass es gutartig ist und habe es nie als Brustkrebs gesehen. Meine Mutter ist kerngesund, mein Vater ebenfalls und meine Oma ist an Alterskrebs gestorben. Es gab keinen Brustkrebs in der Familie. Das erzählte ich mir als Beruhigung, wenn ich Angst bekam.

Unterstützung von Freundinnen

In meiner Umgebung übte niemand Druck auf mich aus, weil ich in meinem Freundeskreis viele Heilpraktikerinnen um mich herum habe. Ich hatte wirklich reichlich Unterstützung von Freundinnen, und das war besonders dann wichtig für mich, wenn ich gerade nicht gut für mich sorgen konnte. Wenn meine Freundin nicht gesagt hätte: »Du gehst jetzt zu Ravi Roy!«, hätte ich das vermutlich nicht gemacht: Extra nach München fahren!

Ich war bis vor drei Jahren bei ihm in Behandlung, während der wir uns telefonisch austauschten. Als er nach Amerika ging verteilte er seine Patienten auf andere Homöopathen. Ich habe mir inzwischen in Berlin eine Homöopathin gesucht. Diese Behandlung mache ich jetzt nicht wegen des Knotens, sondern wegen einer Entzündung an einer Zahnwurzel.

Ein Regenbogen mit Knoten

Bis vor zwei Jahren war ich zusätzlich zur homöopathischen auch in psychotherapeutischer Behandlung, insgesamt etwa fünf Jahre lang. Ich ging in größeren Abständen hin, zum Schluss einmal im Monat. Am Anfang der Therapie schenkte mir meine Therapeutin eine Postkarte, auf der das Bild eines Regenbogens war, der in der Mitte einen Knoten hatte. Ich fand das sehr symbolisch! Die Karte machte mir Mut und ich denke noch heute oft an diesen Regenbogen-Knoten.

Wichtige Punkte in der Therapie waren meine Lebensfreude, die hohen Ansprüche an mich selbst und meine vielen »Gemusse« – ich *muss* nämlich immer alles tun.

Früher führte ich ein »wildes« Leben und ging häufig in die Disco. In meiner jetzigen Partnerschaft bin ich allmählich zur Ruhe gekommen. Jetzt lerne ich, mehr für mich und meine Lebenslust zu tun. Nach wie vor beschäftigt mich die Frage: Was will ich? Wann habe ich Spaß und Freude am Leben?

Ein anderes wichtiges Thema ist meine Weiblichkeit. Vor 20 Jahren habe ich mit Bauchtanz begonnen, was für mich ebenfalls eine Art Therapie war. Anfangs traute ich mich überhaupt nicht, meine Arme auszubreiten, mir Raum zu nehmen und mich im Spiegel anzugucken. Durch den Bauchtanz fühle ich mich weiblicher.

Zu viel Arbeit

Ich hatte zeitweise viele unterschiedliche Lehraufträge und vorbereitungsintensive Seminare und Kurse und war so sehr mit Arbeit beschäftigt, dass ich gar nicht merkte, wie ich dabei mit mir umging. Jetzt habe ich ein bisschen Luft und merke, dass ich dadurch auch mehr an meine Lebensfreude und Lust herankomme.

Der Knoten bewirkte Veränderungen

Seit ich mein Berufsleben ein wenig mehr ordnen konnte, kann ich mein Bedürfnis nach Ruhe jetzt eher erfüllen. Ich achte heute auch stärker darauf, wie viel ich leisten kann. Ich gehe nicht mehr nur von den Angeboten aus, sondern überlege, ob mir die Arbeit noch Freude macht. Früher unterrichtete ich an einem Tag sechs Stunden, gab danach zwei Behandlungen und abends noch einen Massagekurs. Damals war ich zwar auch zehn Jahre jünger, aber mir ist wichtig, dass ich mich nicht mehr so verausgabe. Gebe ich heute sechs Stunden Unterricht, ist für mich Feierabend, dann gehe ich nach Hause, bereite den nächsten Tag vor und arbeite an diesem Abend nicht mehr.

Es war ein langsamer Prozess, bis mir klar wurde, wie kraftraubend ich mit mir umgehe. Das war so normal für mich. Meine Eltern sind beide Arbeitstiere, für die Arbeit ein hohes Ideal darstellt. Den Leitsatz »Wer nicht arbeitet, ist faul« bekam ich von meinem ersten Lebenstag an mit. An Arbeit wird der Wert eines Menschen gemessen, besonders in meiner Familie. Dementsprechend habe ich immer funktioniert.

Es gab noch eine andere Entwicklung in meinem Leben, die vielleicht durch den Knoten vorangetrieben wurde. Schon vor fünf Jahren hatten wir überlegt, ein altes Haus zu kaufen und ins Grüne zu ziehen. Damals wusste ich nicht, ob ich das wirklich machen sollte.

Bei einer Traumreise in der Therapie sah ich mich vor einem Haus im Garten sitzen. Mir ging es richtig gut dabei, ich spürte so viel Freude, dass mein Herz aufgegangen ist. Es war ein ganz tiefes Bild, das da in mir auftauchte. Diesen Wunsch nach einem Haus mit Garten haben wir jetzt verwirklicht, und wenn ich im Garten bin, habe ich dieses Glücksgefühl immer noch.

Vermutung über die Ursachen der Erkrankung

Von meiner langjährigen Freundin, die als Homöopathin arbeitet, hörte ich eine Theorie über die Entstehung des Knotens, mit der ich etwas anfangen kann.

Dazu muss ich sagen, dass ich, bevor dieser Knoten entdeckt wurde, einen operativen Eingriff am Gebärmutterhals hatte, eine Konisation. Ich hatte jahrelang unter Bakterien und Viren gelitten, die sehr schlecht zu behandeln sind. Bei einer Gewebeentnahme wurde PAP IV[1] und Carcinoma in situ[2] diagnostiziert. Die Ärzte rieten mir damals, eine Konisation machen zu lassen. Ich wollte aber keinen Eingriff, sondern war entschlossen, mich homöopathisch behandeln zu lassen. Dr. R.s Kommentar dazu war schlichtweg: »Morgen operiere ich Sie, ich gucke mir das nicht weiter an.«

Ich ließ die Konisation machen und es stellte sich zum Glück heraus, dass damit alle verdächtigen Zellen am Gebärmutterhals entfernt worden waren und die Schnittränder ohne Befund waren.

Nach diesem Eingriff begann der Knoten in der Brust zu wachsen und das geschieht wohl häufig. Meine Freundin meinte dazu: »Wenn man etwas einfach nur wegschneidet, ohne weitere Veränderungen oder Therapien durchzuführen, dann entwickelt sich woanders etwas Neues.« Sie arbeitet bereits seit 12 Jahren mit Homöopathie und kennt Frauen, bei denen genau dasselbe passiert ist. Auch in dem Buch »Tumoren der Brust« wird dieser Zusammenhang erwähnt.

Meditation ist nicht meine Sache

Mir hilft das Tanzen und das Segeln, um innerlich zur Ruhe zu kommen und abzuschalten. Auch bei der Arbeit im Garten vergesse ich alles. Ich versuchte immer wieder zu meditieren und blieb

1 PAP IV: gynäkologischer Befund mit pathologischen Zellen und Verdacht auf Karzinom
2 in situ: in natürlicher Lage, Bezeichnung für einen Tumor, der kein invasives Wachstum zeigt

auch einmal einen Monat lang konsequent dabei, bis ich wieder die Lust daran verlor. Ich muss mich dazu wirklich quälen.

In mir ist irgendwann ein Bild von einer Heilerin aufgetaucht, die an einem Baum steht. Wenn ich Energie brauche, stelle ich mir diese Frau vor. Sie erschien mir auch öfter, wenn ich mit dem Knoten redete.

Ich kann visualisieren und arbeite damit auch in meinen Kursen, aber ich praktizierte auch das nie sehr konsequent. Mit dem Knoten habe ich ebenfalls nicht täglich gesprochen, sondern nur, wenn ich merkte, dass es mal wieder so weit war. Aber die Worte von Ravi Roy hatte ich immer im Ohr: »Fünf Minuten am Tag, das werden Sie doch wohl schaffen?« Nun, ich habe es nicht geschafft.

Ich denke, dieser Homöopath erkannte einige meiner »wunden Punkte«. Auch andere hatten mir schon gesagt, ich müsse zur Ruhe kommen. Man sieht es mir nicht an – ich wirke nach außen ruhig und ausgeglichen -, aber ich bin innerlich stets angespannt. Besonders früher, wenn ich mich stark unter Druck gesetzt fühlte, waren meine Schultern bis an die Ohren hochgezogen und auch mit dem Nacken hatte ich häufig Probleme. Manchmal fühlte ich mich von Existenzangst getrieben.

Der Knoten als Wegweiser

Als der Knoten kleiner wurde und seine Gutartigkeit feststand, fragte ich mich, wie es wäre, wenn er völlig verschwände. Eine ganze Weile war der Gedanke für mich sehr wichtig, dass ich mir eine Lernchance nehme, wenn ich den Knoten einfach nur entfernen lasse. Vermutlich wäre ich sonst nie in die Therapie gegangen, und diese war für meine Beziehung sehr wichtig. Ich konnte dabei viel über mich lernen und mich auf bestimmte Art und Weise tiefer mit mir und meinen Lebensfragen beschäftigen.

Heute würde ich mich für meinen Knoten nicht mehr schämen. Ich glaube, ich habe mich in der Auseinandersetzung mit dieser Bedrohung wacker geschlagen.

Meine Wünsche

Bei der Frage nach meinen Wünschen fällt mir als erstes Arbeit ein; die Päckchen, die man mit sich trägt, sind eben nicht so schnell abzuwerfen.

Es könnte mit der Arbeit zwar ein bisschen besser laufen, und ich würde gerne noch ein paar Lehraufträge übernehmen, aber es war nie so, dass ich wirklich Angst um meine berufliche Existenz haben musste.

Wichtig ist, dass ich weiterhin gut mit mir umgehe, und dabei auch auf den Knoten achte.

Ich wünsche mir, mich noch mehr zu entdecken und meine eigenen Vorstellungen zu leben: Was will ich eigentlich? Was sind meine Bedürfnisse?

Ab und zu denke ich daran, auch noch einmal im Monat zur Therapeutin zu gehen. Das ist aber nicht aktuell, mir geht es gerade sehr gut: Ich darf im Grünen wohnen und kann segeln, habe einen lieben Mann und einen Garten und beruflich läuft es auch. Meistens bin ich ziemlich energiegeladen und fühle mich gesund.

Meine Empfehlung an andere:

Ruhe bewahren und sich nicht gleich hektisch in die Behandlung stürzen. Es ist wichtig, sich erst einmal zu informieren, welche Möglichkeiten es gibt. Eine Psychotherapie kann dabei eine große Hilfe sein. Ich empfehle außerdem eine homöopathische Behandlung. Auch wenn sich jemand zu einer schulmedizinischen Therapie entschließt, kann die Homöopathie unterstützend begleiten.

Es ist prinzipiell hilfreich, sich über eine gesunde Ernährung zu informieren.

Wenn ich eine bedrohliche Diagnose bekäme, würde ich Misteltherapie und Homöopathie anwenden, mich weiterhin vollwertig ernähren und dann weitersehen.

In erster Linie erscheint es mir wichtig, die eigenen Gefühle ernst zu nehmen und auf sie zu hören. Wenn frau nur mit ihrer Angst beschäftigt ist und fürchtet, ihr Tumor sei bösartig, dann sollte sie sich besser operieren lassen und ihre Ängste nicht verdrängen. Mir war auch klar, dass ich, wenn ich zu viel Angst bekäme, einen anderen Weg gehen würde.

Ende des 1. Interviews 2004

Wie es weiter ging: 2004-2009

Mein Wunsch nach weiteren Lehraufträgen hat sich erfüllt, so dass ich wieder mal viel arbeite.

Gesundheitlich geht es mir weiterhin gut. Das Fibroadenom in der Brust ist noch vorhanden, verursacht aber keinerlei Beschwerden. Die letzte Sonografie ergab, dass der Knoten klein geblieben ist.

Rückblickend bin ich sehr froh, dass ich meiner inneren Stimme vertraut habe und mir dadurch die Brustoperation erspart blieb. Ich frage mich, wie es denjenigen geht, die diese innere Stimme nicht gehört haben und nur die Stimmen der Ärzte?

Ich bin davon überzeugt, dass mir die homöopathische Behandlung und die Gestalttherapie, die ich wegen des Knotens begonnen habe, am meisten geholfen haben.

Gisela: Totgesagte leben länger

Jahrgang 1932, geschieden, ein Sohn, allein lebend. Im Sommer wohnt sie auf einer Insel im Tegeler See. Bis zu ihrer frühzeitigen Berentung arbeitete sie beim Finanzamt. 1985 wurde bei ihr Brustkrebs diagnostiziert.

Ich bin 73 Jahre alt, fühle mich sehr gesund und hoffe, noch ein Weilchen zu leben.

Meine Erkrankung begann 1985, ich hatte das ganze Jahr über heftige Blutungen und ging deshalb zu einem Arzt. Dieser behandelte mich mit pflanzlichen Mitteln und schickte mich zur Mammografie ins Krankenhaus.

Diagnose: Brustkrebs

Ein paar Tage nach den Untersuchungen bekam ich einen Anruf, dass in meiner Brust Verkalkungen zu sehen seien. Da dies auf etwas Bösartiges hinweisen könnte, sollte ich mich möglichst schnell operieren lassen. Damals wusste ich noch nicht so viel wie heute und stimmte deshalb zu. Bei der Operation mussten die Ärzte ziemlich viel entfernen, so dass ich hinterher links eine flachere Brust hatte.

Als mir der Arzt nach acht Tagen sehr ungerührt die Krebsdiagnose mitteilte, brach ich zusammen. Mein Sohn und meine Schwiegertochter kamen gleich zu mir und trösteten mich. Obwohl die Wunde noch nicht verheilt war, ging ich nach Hause. Ich sollte bald wieder aufgenommen werden, da meine Brust abgenommen werden und ich Chemotherapie bekommen sollte.

Im Arztbericht stand: »Von brusterhaltender Therapie wird man im vorliegenden Fall Abstand nehmen, da es sich um eine extrem schlecht zu überwachende Brustdrüse handelt.«

Ein unklarer Lungenbefund

Zur gleichen Zeit wurde auf einem Röntgenbild der Lunge ein Rundherd von 1,6 cm Durchmesser entdeckt, von dem die Ärzte nicht wussten, ob es ein Tuberkulum, eine Metastase, ein gutartiger Lungentumor oder ein Bronchialkarzinom war. Zunächst wurde ich in der diagnostischen Abteilung der Lungenklinik vorgestellt. Als man mich dort gleich wieder röntgen wollte, lehnte ich das ab, da ich mich nicht dauernd dieser Strahlenbelastung aussetzen wollte.

Diesmal war meine Schwiegertochter mitgekommen, um mich zu unterstützen. Eine Ärztin zeigte mir auf dem Bild, wie groß der Lungenbefund war. Nach ihrer Ansicht sollte ich sofort operiert werden, doch ich wollte noch abwarten. Daraufhin meinte sie, in einem Monat sei es zu spät und es könne nicht mehr operiert werden. »Woher wollen Sie das wissen?«, fragte ich sie. Als Antwort bekam ich: »Das ist so!« Nicht: es könnte sein, sondern: das ist so.

Als ich der Operation trotzdem nicht zustimmte, wurde sie ärgerlich und schrieb in den Arztbericht, dass ich nicht kooperiere: »Die Patientin hat ihre eigenen Vorstellungen über Tumor und Tuberkulose, so dass wir bei mangelnder Compliance auf weitere Kontrollen hier im Haus verzichten wollen. Wir empfehlen eine regelmäßige lungenfachärztliche Überwachung und eine stationäre Einweisung, falls der Rundherd wachsen sollte.«

Auf der Suche nach gesunder Ernährung

Der Lungenfacharzt, den ich danach aufsuchte, erzählte mir von einem Patienten, dessen Tumor sich zurückgebildet hatte, nachdem er auf makrobiotische Ernährung umgestiegen war. Daraufhin probierte ich das auch. Es fiel mir nicht schwer, auf tierisches Eiweiß zu verzichten, da ich sowieso nicht gern Fleisch gegessen hatte. Das makrobiotische Essen schmeckte mir jedoch nicht, weil alles sehr lange gekocht wird. Das war nichts für mich.

Ich dachte viel über meine Ernährung nach und las dazu auch

einige Bücher, von denen mich besonders eines von Walter Sommer ansprach. Er schreibt, dass Brot die Bronchien verschleime und es dort leicht zu Ablagerungen komme. Dieser Ansatz erschien mir schlüssig, da ich jahrelang viel Brot und auch Kuchen gegessen und immer Probleme mit den Bronchien gehabt hatte.

In den nächsten sieben Jahren – von 1985 bis 1992 – aß ich laktovegetarische Kost. Aber der Tumor wuchs immer weiter.

Alle rieten mir, ich solle mich operieren und mir die Brust abnehmen lassen – sogar mein Sohn und die Schwiegertochter! Auch mein damaliger Freund meinte, ich solle auf die Ärzte hören und mich operieren lassen. Aber ich wollte mir die Brust nicht abnehmen lassen und nun ist sie immer noch dran.

Widersprüchliche Empfehlungen

Ich wurde von meiner Familie bekniet, mich wenigstens bestrahlen zu lassen. Mein Sohn hatte Professor R., der ihn einige Jahre zuvor behandelt hatte, von meiner Krankheit erzählt und dieser schickte mich zu seiner Frau, der Leiterin einer Strahlenabteilung. Sie nahm sich vor ihrer Arbeit eine Stunde Zeit für mich, untersuchte mich und meinte anschließend: »In ihrem Fall würde ich nicht sagen, Sie sollen sich bestrahlen lassen. Ich würde sogar davon abraten.«

Sie schlug eine Mammografie zur Kontrolle vor, aber ich ließ auch das nicht mehr machen.

Nach meiner Meinung konnte dieses kleine intraduktale (innerhalb der Milchgänge) Mammakarzinom von 3-4 mm Durchmesser nicht gestreut und den Lungentumor verursacht haben.

Ich hatte auch keine Ängste wegen der Brust, nur der Lungenherd verunsicherte mich, weil er immer weiter wuchs.

Von ärztlicher Seite wurde ich gedrängt, die Lunge operieren zu lassen. Auch während meiner Kur wollte mich die Stationsärztin dazu überreden. Bei meinem Abschied meinte sie jedoch: »Jetzt, wo ich Sie entlassen habe, kann ich es Ihnen ja sagen: ich würde mich auch nicht operieren lassen.«

Bei Professor R. war es ähnlich. Er meinte, an meiner Stelle würde er sich auch gegen die Operation entscheiden. Aber das sagte er mir erst, als ich mich verabschiedet hatte und ich nicht mehr seine Patientin war.

Negative Prognosen

Mit 53 wurde ich in Rente geschickt, obwohl ich das gar nicht wollte. Ich ging zur BfA, um mich zu informieren, wie hoch meine Rente sein würde. Nachdem die Sachbearbeiterin in meiner Akte gelesen hatte, sagte sie ganz beschwichtigend: »Gehen Sie mal ruhig nach Haus«, als wenn sie eine Verrückte vor sich hätte. »Sie kriegen alles zugeschickt.« Sie meinte, ich könnte nicht mehr zurück ins Arbeitsleben, ich müsste in Rente gehen.

Mein Arzt hatte noch nie gehört, dass jemand zwangsweise und endgültig berentet wird. Für andere ist es schwierig, in Frührente zu gehen und mich zwangen meine Arbeitgeber dazu! Sie nahmen wohl an, dass ich nicht mehr lange leben würde. Im Krankenhaus formulierte Professor Sch. eben diese Vermutung sehr deutlich, als ich nicht so wollte wie er: »Gehen Sie nach Hause und nehmen sich einen Strick! Sie sind sowieso in einem Jahr tot«.

Diese Drohung, die er wütend ausstieß, traf mich zuerst sehr. Meine Schwiegertochter meinte, dass ich diesen Arzt, der später das Bundesverdienstkreuz erhalten sollte, anzeigen müsste. Aber ich fühlte mich damals zu schwach für eine solche Auseinandersetzung.

Der Tumor kommt zum Stillstand

Am 1.8.1992 stellte ich meine Ernährung nach 14-tägigem Fasten auf Rohkost um.

Früher hatte ich schon einmal sieben Wochen nach Breuß gefastet. Der Tumor war daraufhin leider nicht kleiner geworden, nur ich wurde dabei ganz dünn. Am Ende der Fastenkur hatte ich nur noch 50 Kilogramm gewogen und konnte keine Treppen mehr steigen. Ich probierte einfach vieles aus, was von meiner Umgebung oft nur mit Unverständnis aufgenommen wurde.

Zur Rohkost bin ich durch das Buch von Konz gekommen. Ich schlug es auf und wusste sofort: Das ist es! Nachdem ich es von Anfang bis Ende verschlungen hatte, fing ich gleich mit dem Fasten an.

Durch die Rohkost-Diät konnte ich den Tumor bei einer Größe von vier Zentimetern zum Stillstand bringen. Zur Kontrolle ließ ich mich alle paar Jahre röntgen, 1988 war er drei Zentimeter groß, 1992 dann vier und 1994 auch vier. Zuerst machte ich die Kontrollen alle zwei Jahre, dann nur noch alle vier Jahre. Die letzte war 2000 – auch da war die Größe unverändert.

Seitdem habe ich mich nicht mehr untersuchen lassen. Wozu soll ich mir diese Bestätigung holen? Der Tumor verhält sich ruhig und ich habe keine Schmerzen.

Ich bin der Meinung, dass die Verbesserung durch die Ernährung bewirkt wurde. Schon als junges Mädchen hatte ich immer Probleme mit den Bronchien und bekam auch später jedes Jahr vereiterte Mandeln. Heute sind meine Lunge und die Bronchien ganz frei. Nur wenn ich einmal ein Dinkelbrötchen esse, fühle ich mich am nächsten Tag nicht so gut.

Nach wie vor Rohkost

Rohes Obst und Gemüse, das ich immer schon gerne gegessen habe, schmeckt mir auch heute noch und ich vermisse nichts.

Der Hauptgedanke im Gesundheitsbuch von Konz ist, alles Essen so unbearbeitet, und so »nah am Baum« wie nur möglich zu sich zu nehmen. Die so genannten »Unkräuter«, die er Wildkräuter nennt, sie sind oft hochwertiger als angebaute Salate. Man kann sie bereits zum Frühstück essen und auf der Insel habe ich genügend davon.

Man kann im Grunde alles essen und probieren – sogar Pflanzen, die man nicht kennt. Ausnahmen sind nur die wirklich giftigen Gewächse: Goldregen, Herbstzeitlose, roter Fingerhut und blauer Eisenhut. Die Natur hat es so eingerichtet, dass die giftigen Pflanzen überhaupt nicht schmecken, so dass man sie gleich wieder ausspuckt. Was schmeckt, das ist auch essbar – so einfach ist das. Seit zehn Jahren bin ich den ganzen Sommer und manchmal auch im Winter auf der Insel draußen im Grünen und ich esse fast alles, was hier wächst. Nur die Rosen sind mir zu schade. Stattdessen nehme ich lieber Gänseblümchen und Kapuzinerkresse. Beim Löwenzahn schmecken auch die Knospen sehr gut.

Butter und Fett ersetze ich durch Avocados, weshalb ich täglich eine, manchmal sogar zwei esse. Ohne Avocado werde ich nicht satt, obwohl die Wildkräuter auch sättigen. Von der Nachbarinsel holte ich Bärlauch, um ihn hier anzupflanzen, und lernte dabei eine interessante Frau kennen. Es ist wichtig, für Menschen offen zu sein, von denen man lernen kann. Wenn man sie braucht, kommen Menschen auf einen zu, und so ist es auch mit den Büchern. Bei mir war es zum Beispiel das Buch von Helmut Wandmarker »Willst du gesund werden, vergiss den Kochtopf!« sowie die Bücher von Michael Lukas Möller und Gisela Friebel-Röhring.

Die Regel und die Ausnahme

Morgens und abends esse ich einen Teelöffel Heilerde. Zum Frühstück gibt es Obst und Blüten. Im Frühjahr und Winter esse ich keine Äpfel, da sie nichts Wertvolles mehr enthalten, wenn sie zu lange lagern. Man soll das Obst essen, wenn es reif wird. Deshalb habe ich hier alles angebaut: Johannisbeeren, Stachelbeeren, Weintrauben, Äpfel und auch Gemüse.

Am wichtigsten sind für mich Zucchini, besonders die Blüten, von denen es weibliche und männliche gibt. Die »Männer« schmecken nach gar nichts, die »Frauen« dagegen süß. In den süßen Blüten halten sich meist Ameisen auf. Ich spülte sie immer erst ab, bis ich auf die Idee kam, sie einfach mitzuessen. Allerdings halte ich dann die Blüte verschlossen, weil ich das nicht sehen kann. Mir schmeckt das wahnsinnig gut. Die Süße der Blüte und die Säure der Ameisen sind zusammen sehr lecker. Außerdem enthalten die Ameisen viele Proteine.

Ich nehme überhaupt keine Milchprodukte und Eier mehr zu mir. Wenn Besuch kommt, koche ich durchaus einmal Kartoffeln mit Quark und Leinöl und esse dann auch mit. Mehr als vier Jahre lang vermied ich gekochte oder gebackene Speisen völlig, doch mittlerweile gehe ich etwas lockerer damit um und esse ab und zu auch ein Stück Kuchen vom Naturkostladen, wenn kein tierisches Eiweiß darin enthalten ist. Am nächsten Morgen bin ich dann allerdings verschleimt und muss mich erst frei husten. Obwohl ich nicht verschnupft bin, läuft meine Nase dann plötzlich. Der Körper gibt das, was er nicht will, gleich wieder ab. Diese Reaktion bekomme ich auf Kuchen, aber auch auf Kartoffeln. Eigentlich fühle ich mich nur wohl, wenn ich ausschließlich Wildkräuter sowie Gemüse und Obst esse.

An manchen Tagen habe ich natürlich auch Appetit auf Süßes. Dann nehme ich Stevia, ein pflanzliches Süßungsmittel, zum Süßen für den Tee oder bereite einen Pudding aus Soja und Dinkelmehl. Manchmal hole ich mir auch einen laktosefreien Schokoladenaufstrich aus dem Naturkostladen und streiche ihn auf einen Dinkelzwieback. Ich versuche jedoch, Süßes möglichst selten zu mir zu nehmen, da sich der Körper sofort an den Zucker gewöhnt und ich am nächsten Tag wieder Appetit darauf bekomme.

Bevor ich Rohkost aß, fastete ich jedes Frühjahr zwei Wochen lang, weil ich im Winter ein paar Pfunde zugenommen hatte. Es war immer mein Ehrgeiz, nicht dick zu werden. Jetzt halte ich mein Gewicht von selbst und ich bin auch nicht zu dünn.

Bei all dem Grünzeug, das auf der Insel wächst, würde ich hier draußen nie verhungern.

Essen mit anderen

Wenn ich bei Freunden eingeladen bin, habe ich immer etwas zum Essen im Gepäck, damit sie sich nicht um mich zu kümmern brauchen. Von meinem Salat essen die anderen auch gerne und danach noch ihr gekochtes Essen und eine Nachspeise. Die meisten Freunde nehmen Rücksicht auf mich, nur manchmal will mich einer zum Sekttrinken überreden. Ich will damit aber gar nicht erst anfangen, denn wenn der Appetit kommt, ist es hinterher schwer, wieder aufzuhören.

Manchmal wundere ich mich, wie ich diese viereinhalb Jahre der ganz strengen Diät durchgehalten konnte. In dieser Zeit bin ich natürlich nicht mehr so oft weggegangen und war auch ein bisschen einsam. Gemeinsames Essen und Trinken sind ja auch wichtig und den anderen liegt auch daran.

Die Medikamente habe ich alle abgesetzt

Früher spritzte ich mir Mistelpräparate und Enzyme und nahm homöopathische Mittel ein. Mit der Nahrungsumstellung konnte ich alles auf einen Schlag weglassen.

Wenn ich auf Veranstaltungen zum Thema Krebs mit Leuten ins Gespräch komme und ihnen sage, dass ich solche Mittel nicht nehme, heißt es immer: »Sie sind ja auch nicht krank.« Erzähle ich dann, dass ich meinen Krebs anders behandle, bekomme ich als Antwort: »Sie haben Glück gehabt.« Das kann ich nicht leiden – ich habe nicht nur Glück gehabt, sondern ich habe auch etwas dafür getan! Ich habe nicht einfach so weitergelebt wie bisher.

Oft wird mir entgegnet, dass jeder Mensch anders sei. So unterschiedlich sind wir jedoch gar nicht. Der Satz »Der Mensch ist, was er isst« stimmt eben doch. Die Menschen machen sich krank durch ihr Essen und durch zu wenig Bewegung.

Hier draußen gehe ich jeden Tag schwimmen, egal wie kalt es

ist, ich fahre mit dem Kanu, gehe spazieren und arbeite im Garten. Wenn ich im Winter zu Besuch auf der Insel bin, hacke ich mir durchaus auch einmal ein Loch ins Eis, um zu baden. Das hält jung. Außerdem mache ich Yoga und bin viele Jahre in eine Atemtherapiegruppe gegangen.

Ich hatte schon ganz weiße Haare, aber mit der Rohkosternährung kommt an den Haaransätzen sogar meine alte Haarfarbe wieder. Das hat natürlich ein paar Jahre gedauert.

Ich bin überzeugt, dass man sich nur selbst helfen und sich nur selbst gesund machen kann. Man weiß ja, was man im Laufe der Zeit gesündigt hat.

Ich behandele auch Brüche selbst

Bei meinem ersten Beinbruch bekam ich einen Gips. Damit ich das Bein mit Heilerde-Umschlägen behandeln konnte, sorgte ich dafür, dass er frühzeitig aufgeschnitten wurde. Die Ärztin wunderte sich, dass die Schwellungen danach so schnell abheilten.

Später brach ich mir im Urlaub noch einmal ein Bein. Diesen Bruch behandelte ich von Anfang an selbst – ebenfalls mit Heilerde. Abends umwickelte meine Freundin meine Beine und tagsüber setzte ich mich ans Wasser und vergrub die Beine im Sand. Der Bruch wuchs auch wieder richtig zusammen. Nur bei Yogaübungen habe ich manchmal mit dem Bein Schwierigkeiten, weil der Spann etwas höher und das Gelenk minimal dicker ist.

In meiner Kindheit kurierte uns mein Vater

Mein Vater war als Selbstständiger lange Zeit in keiner Krankenkasse. Er heilte uns vier Kinder immer mit eigenen Mitteln und bezog sein Wissen aus dem Buch »Der Naturarzt«. Als ich als Kind Gelbsucht hatte, verordnete er mir eine Fastenkur. Während die anderen aßen, musste ich mit bei Tisch sitzen und bekam nichts. Seine Behandlungen wirkten immer. Nie musste uns mein Vater zum Arzt schicken.

Als meine Mutter 40 Jahre alt war, blutete sie stark, wie ich später auch, und es sollte deshalb ihre Gebärmutter entfernt werden. Mein Vater wollte das nicht und schickte sie zu einem Arzt nach Dresden. Ich weiß nicht, was dieser Arzt machte, doch auf jeden Fall hörten nach der Behandlung die Blutungen auf. Diesen Arzt und die anschließende Kur musste mein Vater selbst bezahlen.

Meine Blutungen hörten an dem Tag auf, als ich an der Brust operiert wurde. Ich hatte immer Myome an der Gebärmutter. Wahrscheinlich war das Myom aufgegangen und ist ausgeblutet.

Seit dieser Zeit war ich nicht mehr beim Frauenarzt. Ich gehe auch zu keiner Mammografie. Nicht nur wegen der Strahlenbelastung, sondern auch, weil die Brust dabei zu stark gequetscht wird und verletzt werden kann. Büstenhalter trage ich auch nicht mehr, das ist alles unnötig.

Mein Zahnarzt meint, ich müsse 100 werden

Vor kurzem ließ ich mir eine neue Brücke einsetzen und bekam danach eine Entzündung im Kiefer und Tinnitus. Meine alten Brücken enthielten schon drei verschiedene Metalle und das vertrug sich offensichtlich nicht mit Gold.

Mir war es wichtig, meine Zähne zu behalten. Der Zahnarzt schlug mir Kronen vor, die aus einem speziellen harten Kunststoff hergestellt werden. Er hatte eigens eine Maschine gekauft, um diesen Kunststoff, der aus der Weltraumforschung stammt, überhaupt bearbeiten zu können. Ich hatte mich erst entschieden, die Kronen nur im Oberkiefer machen zu lassen, was allein schon 12.000 Euro kostete, doch dann passten die Zähne unten nicht mehr und der Unterkiefer musste auch noch gemacht werden.

Diese Kronen sind auf meine Zähne aufgesteckt, ohne Stifte

und ohne Titan. In den Zähnen befindet sich kein Metall mehr, sogar in den langen Brücken ist keins mehr drin.

Als mir bei der Behandlung ein entzündeter Zahn gezogen werden musste, bekam ich eine Betäubungsspritze, die dieses indianische Nervengift enthält. Mir wurde davon derart schlecht, dass ich mich furchtbar übergeben musste. Seit ich mich so gesund ernähre, reagiert mein Körper viel empfindlicher auf Gifte als früher. Ich hielt daraufhin lieber die Schmerzen aus, als nochmals eine Spritze zu bekommen.

Mit den neuen Zähnen kann ich wieder Mohrrüben und alles Harte beißen. Ich habe keine Schmerzen mehr und auch der Tinnitus ist wieder verschwunden.

Bevor ich mich auf diese teuere Zahnbehandlung einließ, fragte ich meinen Sohn, ob ich es machen solle. Er meinte nur: »Natürlich machst du das! Das ist doch deine Gesundheit!«

Ich hatte mir Geld für ein neues Auto zurückgelegt. Jetzt fahre ich eben weiter mit dem alten Wagen.

Einem Freund, der gerade einen Bypass bekommen hatte, erzählte ich davon. Er meinte, eine so teure Zahnbehandlung lohne sich doch bei mir gar nicht mehr. Bei seinem Bypass fragte er sich das allerdings nicht, denn diese Operation bezahlte auch die Kasse! Von meiner Krankenkasse bekam ich für die Zahnbehandlung nur 2.000 Euro erstattet. Natürlich kam mir dabei der Gedanke, aus der Krankenkasse auszutreten. Wozu brauche ich sie? Wenn eine Behandlung nötig ist, zahle ich das alleine. Die Beiträge würde ich stattdessen auf einem Extrakonto sparen, so wie mein Vater das gemacht hat. Leider kann ich nur aus der Kasse austreten, wenn ich selbstständig bin.

Zur Zeit der Zahnbehandlung war ich schon 70 Jahre alt. Mein Zahnarzt hatte gesagt, ich müsse noch mindestens 30 Jahre leben, damit sich die teure Zahnbehandlung lohnt. Aber er meinte auch, 100 Jahre würde ich ohne weiteres schaffen.

Mich machte meine vollkommen einseitige Ernährung krank. Wenn ich früher beim Finanzamt zur Außenprüfung fahren musste, trank ich morgens eine Kanne schwarzen Kaffee. Dazu aß ich Brot mit Käse. Was machte ich, wenn ich um drei Uhr zu Hause war? Ich trank wieder eine Tasse Kaffee! Mein Magen war völlig übersäuert und ich hatte dauernd Sodbrennen. Trotzdem aß ich Kuchen und trank auch noch Sekt dazu.

Ich glaube, dass Krankheit und Gesundheit stark mit der Ernährung zusammenhängen und dass mich die Rohkost geheilt hat.

Vielleicht gibt es auch einen Zusammenhang mit Problemen in meiner Kindheit. Mein ältester Bruder kam 15 Monate vor mir zur Welt. Meine Mutter stillte noch und wusste gar nicht, dass sie schon wieder schwanger war. Ich war ein ungewolltes Kind und dass meine Mutter beinahe bei meiner Geburt gestorben wäre, machte alles noch schlimmer.

Mein Vater freute sich, dass ein Mädchen kam, meine Mutter jedoch nicht. Wenn von mir gesprochen wurde, hieß es immer nur »die«, »ach die«. Mein Bruder wurde vorgezogen und mir wurde immer die Schuld gegeben. Sechs Jahre nach mir kamen noch zwei Jungen. Einer der beiden wurde auch sehr schlecht behandelt, zu ihm hatte ich eine besondere Beziehung. Er starb mit 35 Jahren an Leukämie. Merkwürdig ist, dass wir beide eine solche Krankheit hatten. Die anderen Geschwister und die Eltern hatten keinen Krebs.

Bei mir ist die linke Brust betroffen, die nach Hamer für Schwierigkeiten mit der Mutter steht.[1]

Aber es gibt zwischen Himmel und Erde viele Dinge, die wir nicht ergründen können.

1 Nach Hamer und anderen Autoren gibt es einen Zusammenhang zwischen dem betroffenen Körperteil und der zugrunde liegenden Problematik. Die linke Brust steht dabei für Probleme mit der Mutter oder der eigenen Weiblichkeit, die rechte Brust für Schwierigkeiten mit den eigenen männlichen Anteilen oder dem Vater.

Veränderungen durch die Erkrankung

Früher konnte ich nie Nein sagen. Ich versuchte, allen gerecht zu werden. Nach der Krebserkrankung machte ich eine Therapie, durch die ich lernte, Grenzen zu setzen. Zum Beispiel hatte mich eine Freundin gebeten, ihre Bilder zu einer Ausstellung zu bringen. Eigentlich hätte sie wissen müssen, dass ich kurz nach der Operation noch zu schwach dazu war und dass sie mich deshalb gar nicht danach fragen hätte dürfen. Die Psychologin machte mir klar, dass sie fragen darf, was sie will, aber ich entscheiden und Nein sagen muss. Bei ihr lernte ich, mir nicht alles gefallen zu lassen und nicht zu allem »Ja und Amen« zu sagen. Es ist meine Verantwortung, abzulehnen, und wenn eine Freundin mir das übel nimmt, ist es ihr Problem.

Den Ärzten gegenüber konnte ich mich wehren, doch bei Freunden war das anders. Aber wenn man ständig Angst haben muss, den anderen zu verlieren, ist auch die Freundschaft nicht viel wert.

In der Therapie wurde die ganze Kindheit wieder aufgerollt, da gab es viele Tränen. Ich nahm mir jedes Mal vor, nicht zu weinen, aber es tat mir dann doch sehr gut.

Ich glaube an Schutzengel

Es gab in meinem Leben bereits mehrere Situationen, in denen ich das Gefühl hatte, beschützt zu werden.

Als Kind war ich während des Krieges oft in Gefahr. Ich musste meinem Vater das Essen in die Kaserne bringen und geriet dabei mehrmals mit meinem Fahrrad in Tieffliegeralarm. Später wäre ich einmal beinahe von einem umstürzenden Gestell, auf das ich gerade zuging, erschlagen worden. Im letzten Moment stoppte mich eine innere Stimme und ich blieb direkt vor der Gefahrenzone stehen, so dass mir nichts passierte. Mein Sohn sagt immer, ich hätte mehrere Schutzengel.

Vor ein paar Jahren wäre ich fast ertrunken, weil ich im Mittelmeer zur falschen Zeit zu weit rausgeschwommen war. Ich konnte nicht mehr gegen die Wellen ankommen und wurde von ihnen immer wieder hinuntergestoßen. Ich bekam keine Luft mehr, zwang mich aber dazu, Ruhe zu bewahren. Die meisten Menschen ertrinken vor Angst und nicht, weil sie nicht mehr schwimmen können. Ich sah die Felsen vor mir immer näher auf mich zukommen und schaffte es nicht mehr, an Land zu schwimmen. Nach endlosen Anstrengungen merkte ich, dass meine Kräfte nachließen. Mein letzter Gedanke war »Nun bist du so schön braun und keiner wird es mehr sehen.«

Dann gab ich mich auf und ließ mich fallen, weil ich dachte, dass es ohnehin keinen Sinn mehr hat. Plötzlich fühlte ich Sand unter den Zehenspitzen. In einem Reflex nahm ich alle Kraft zusammen, um mich nach vorne zu werfen. Die Wellen waren über meinem Kopf, ich kroch unter ihnen heraus und brach am Strand zusammen. Meine Zeit war wohl noch nicht um.

Mit meinem Sohn Frank ist auch etwas Eigenartiges passiert. Nach seiner Chemotherapie erkrankte er zunächst an Hepatitis und anschließend an Gürtelrose. Bei der Behandlung im Klinikum meinten die Ärzte, es gäbe drei Möglichkeiten, entweder er stirbt, er wird blöd oder wieder gesund.

Am selben Tag traf ich eine Nonne, die ich von einer Finanzprüfung her kannte und mit der ich mich ein wenig angefreundet hatte. Ihr erzählte ich von Franks Krankheit und sie bot mir an, in ihrem Orden am Wochenende eine Messe für ihn zu lesen. Von da an ging es mit Frank bergauf und er wurde zunehmend gesünder. Als ich ihm das später erzählte, befürchtete ich, dass er mich für verrückt hält, aber er nahm das vollkommen ernst.

Ich gehe nicht in die Kirche, für mich ist Gott in der Natur, mitten in der Schöpfung. Sie ist so wunderbar, besonders während des Wechsels der Jahreszeiten, wenn alles abstirbt und wieder zu blühen beginnt!

Du kannst niemandem etwas empfehlen

Jeder hat seine eigenen Vorstellungen. Wenn jemand nicht wirklich von einer Ernährungsumstellung überzeugt ist, dann hält er die damit verbundenen Mühen und den Verzicht auf alte Gewohnheiten auch nicht durch. Das sehe ich immer wieder in meiner Umgebung. Aber ich glaube, dass man sich mit der richtigen Ernährung und genügend Bewegung selbst heilen kann.

Ende des ersten Interviews 2004

Wie es weiterging 2004-2009

Ich habe mich bis 2009 fast ausschließlich von Rohkost ernährt. In diesem Jahr habe ich wieder »normaler« gegessen, neben Salat und Obst auch mal Süßigkeiten, Käse, Fisch und andere gekochte Speisen zu mir genommen.

Seit dem Frühjahr 2009 ging es mir nicht so gut: ich war müde und antriebslos, und mir war oft schwindelig. Vorher hatte ich zweieinhalb Monate an meinem Boot gearbeitet, diese Arbeit ließ mich fast verzweifeln. Das Boot war innen verfault, ich musste alten Lack abschleifen und alles neu einstreichen. Vielleicht habe ich dabei auch giftige Stoffe eingeatmet, ich hätte vorsichtiger sein müssen. Danach konnte ich mich zu nichts mehr aufraffen. Selbst im Garten habe ich nichts mehr gepflanzt, weil ich mich immer wieder hinlegen musste.

Im August war es sehr heiß. Einmal saß ich im Freien und telefonierte. Plötzlich konnte ich nicht mehr sprechen. Erst nachdem ich mich einige Zeit ausgeruht hatte, war meine Stimme wieder da.

Auf Wunsch meines Sohnes ging ich zur Ärztin. Die Untersuchungen ergaben, dass ich einen Schlaganfall gehabt hatte. Zum Glück ohne Folgen! Im Nachhinein erwies es sich als gut, dass ich nicht in Panik geraten war, sondern mich sofort hingelegt hatte.

Eine Ursache war sicher der hohe Blutdruck, der sich schon vorher durch Schwindelanfälle bemerkbar gemacht hatte. Medikamente dagegen habe ich nur kurzzeitig genommenen, bis ich las, dass Äpfel und Knoblauch so gut gegen Bluthochdruck helfen sollen. Das brachte mich dazu, wieder vorwiegend Äpfel, Obst und Rohkost zu essen. Der Blutdruck hat sich daraufhin tatsächlich normalisiert.

Am wichtigsten für die Heilung ist ein gesundes Immunsystem, vor allem der Darm als größtes ›Immunorgan‹ sollte in Ordnung sein.

In diesem Jahr (2009) bin ich um einiges gealtert und habe mehr Falten bekommen. Das ist in Ordnung, ich werde ja 78. Außerdem ist das nur äußerlich – rennen kann ich noch wie früher. Ich bewege mich viel und bade weiterhin jeden Tag im See. Jetzt bei 8 °C Wassertemperatur schaffe ich noch über 40 Schwimmzüge.

Mehr Angst als um meine Gesundheit habe ich um die meines Sohnes. Aber gegenüber den Krankheiten der anderen ist man machtlos.

Wichtig ist mir auch, dass ich am Ende selbst entscheiden kann und nicht ausgeliefert im Krankenhaus hilflos an Geräten hängen muss. Deshalb will ich jetzt endlich eine Patientenverfügung machen.

Die Natur und das einfache Leben haben mir am meisten geholfen. Hier draußen auf der Insel fällt alles Unwichtige von mir ab.

Nachbetrachtung

Aufmüpfigkeit erhöht die Überlebenschancen – das könnten die Lebensgeschichten der porträtierten Frauen bestätigen: Sie setzten sich zur Wehr gegen negative Prognosen, Drohungen, moralischen Druck und sie wollten nicht über einen Kamm geschoren werden. Sie brauchten viel Energie, um herauszufinden, was für sie richtig und passend ist, und entschieden sich gegen alle Widerstände für ihren Weg. Eine gewisse kämpferische Haltung eint diese Frauen. Sie haben zwar manchmal noch Angst vor autoritären und einschüchternden Ärzten und suchen sie deshalb nicht mehr auf, so wie Gabriella, aber letztlich tun sie das, was sie selbst wollen. Und darauf kommt es an: den individuell stimmigen Heilungsweg zu finden.

»Die Frage, welcher Patient die Krankheit hat, ist wichtiger als die, welche Krankheit der Patient hat.«[1] Oder anders ausgedrückt: »Es gibt nicht den Krebs an sich, es gibt verschiedene Tumore und Individuen, die darauf reagieren«.[2]

Natürlich gibt es Dinge, die für die Gesundheit allgemein sinnvoll sind, wie ausreichende Bewegung. Die Interviewten sind sich einig, dass Ernährung ein wichtiger Faktor ist, aber es scheint keine allgemein gültige Krebsdiät zu geben. Es gibt Faustregeln, die für gesunde Ernährung generell zutreffen: wenig tierisches Eiweiß, wenig Fett, möglichst hochwertige Öle, viel Gemüse und Obst, keinen Alkohol und Zucker, wenig industriell verarbeitete Lebensmittel. Das konkrete Spektrum reicht von Makrobiotik bis zur Rohkost. Vermutlich ist es, wie Friederike meint, wesentlicher, für sich eine Entscheidung zu treffen, und dann – bis auf weiteres – wirklich dahinter zu stehen. Irm sagt: »Am wichtigsten ist zu entscheiden, ob du leben willst, dann handelst du auch entsprechend.«

1 Sir William Osler, zitiert nach Marc I. Barasch: *Ich suchte meine Seele und wurde gesund.* München: Droemer Knaur, 1998.
2 Anne Cuneo: *Eine Messerspitze blau.* Zürich: Limmat, 1982.

Die Frage ist, ob die Heilung aufgrund der gesunden Ernährung eintritt oder durch den Glauben daran. Für Gisela scheint es eindeutig an der Ernährungsumstellung zu liegen, da frühere Diäten keine Wirkung auf ihren Tumor hatten.

Ich gehe davon aus, dass der Glaube und die Überzeugung vom Nutzen der Maßnahmen, egal ob es sich dabei um Ernährungsumstellung, Qigong oder etwas anderes handelt, große Wirkung auf die körperlichen Funktionen haben können.

Frau Li, eine chinesische Ärztin und Qigong-Lehrerin erzählte dazu folgende Geschichte: Ein Mann teilte ihr telefonisch mit, dass er Qigong bei ihr gelernt habe und nun von seinem Krebs geheilt sei. Sie lud ihn zu sich ein und erfuhr, dass er sie bei einer kurzen Vorführung im Fernsehen gesehen und danach über ein Jahr lang täglich diese Übungen gemacht hatte. Sie ließ sich die Übungen von ihm vorführen und konnte kaum etwas von ihrem Guolin-Qigong darin wiederfinden. Ihr Angebot, ihm zu zeigen, wie die Bewegungen richtig gemacht werden, lehnte er ab. Er wollte bei seiner Methode bleiben, die ihm ja so gut geholfen hatte.

Wie machtvoll Vorstellungen und Glaubenssätze auf uns wirken, zeigt sich immer wieder beim Visualisieren. In den Gesundheits-Trainingsgruppen – Simonton, Bochumer oder Hildesheimer Gesundheitstraining[3] – erleben die TeilnehmerInnen zum Beispiel, dass sie anstrengende Behandlungen besser vertragen, wenn sie gleichzeitig visualisieren[4] und auch mit positiver innerer Einstellung dorthin gehen. Eine Frau aus meiner Gruppe, die ein Plasmozytom hatte, einen Tumor, der vom Knochenmark ausgeht, konnte während der Hochdosis-Chemotherapie nicht nur den absoluten Abfall ihrer Leukozytenwerte verhindern, diese verbesserten sich aufgrund ihrer intensiven Visualisierungsarbeit sogar ungewöhnlich schnell.

Solche Erfahrungen können Mut machen, eröffnet sich doch die große Chance, selbst etwas für die Gesundung tun zu können.

3 Siehe »Nützliche Adressen«
4 Visualisierung: mit bildlichen Vorstellungen die Selbstheilungskräfte anregen

Heilung ist ein Prozess, der im Wesentlichen von innen gesteuert wird. Diese Auffassung setzt sich mehr und mehr durch. »Der äußere Arzt gibt die Medikamente, der innere Arzt heilt.« (Josef Mettler, Vorstandsmitglied der Gesellschaft für Biologische Krebsabwehr)

Gisela und Sophie sagen deutlich: »Es ist mein Körper. Heilen kann ich mich nur selbst.« Friederike meint: »Du musst von deinem Weg überzeugt sein, vielleicht hilft auch der Glaube daran«.

Natürlich kostet es viel Kraft, eigene Glaubenssätze zu entwickeln, besonders wenn sie einem Dogma entgegenstehen, wie es besonders im Krebsumfeld sehr ausgeprägt ist. Die gesellschaftlich vorherrschenden Glaubenssätze in Bezug auf Krebs und dessen Behandlung sind nicht nur bei Ärzten, sondern auch im allgemeinen Bewusstsein tief verankert und gerade deshalb sehr machtvoll. Es erfordert besondere Kraftanstrengungen, den eigenen Überlegungen zu vertrauen und ihnen zu folgen, wenn diese von der Norm abweichen.

Es war daher für die meisten interviewten Frauen hilfreich, andere zu treffen, die ähnliche Wege gegangen sind, oder Therapeuten zu finden, die bereit waren, sie zu begleiten.

Aus dieser Chance zur Selbstheilung sollte dennoch nicht der Schluss gezogen werden, man hätte die Krankheit im Griff und würde mit der richtigen Ernährung, intensivem Qigong etc. in jedem Fall wieder gesund. Die Krankheit kann überwunden werden, aber es ist auch möglich, früher oder später daran zu sterben. Die Auseinandersetzung mit dem Tod ist nicht nur für KrebspatientInnen ein wesentliches Thema. Gerade angesichts des heutigen Machbarkeitswahns kann es wichtig sein zu akzeptieren, nicht alles in der Hand zu haben. »Entweder reicht die gemeinsame Kraft und Liebe oder es reicht nicht«, sagt Suse.

Die Auseinandersetzung mit dem Sterben kann einen wesentlichen Gewinn für das Leben bedeuten. Die Ängste werden geringer, größere Gelassenheit gegenüber dem Sterben kann größere Lebensfreude mit sich bringen. Das Wissen um die eigene Vergänglichkeit erhöht den Wert des Lebens.

»Die Verdrängung des Todes verhindert die Lebendigkeit«, sagt der Psychiater und Theologe Manfred Lütz, wenn er die Zwänge und Mühen betrachtet, die Alter und Tod hinausschieben sollen.

Die Berichte zeigen, das es möglich ist, das Leben auch trotz Erkrankung zu genießen. Es ist ein Irrglaube, dass Gesundheit zum Glücklichsein unabdingbar sei. Frau/man kann erkrankt **und** glücklich sein. Das erscheint jedoch unangebracht und entspricht nicht den Erwartungen an (Krebs-)Kranke. Auch die Betroffenen können ein schlechtes Gewissen bekommen, wenn sie merken, wie gut es ihnen geht, zum Beispiel im Vergleich zu den gesunden Kollegen, die durch die Arbeit gestresst sind, während sie selbst Zeit für sich haben.

In meinen Gruppen höre ich öfter von Teilnehmerinnen, dass es ihnen noch nie so gut gegangen sei wie jetzt. Daher fragen Hildegard und Suse: »Müssen wir erst krank werden, um Freiraum zu gewinnen?«

Auch Ärzte scheinen zu erwarten, dass es KrebspatientInnen schlecht gehen müsse. Einer schwerkranken Frau wurde von ihrem Arzt vorgeworfen, dass sie ihre Krankheit nicht ernst nähme, als sie gepflegt und gut gelaunt in die Klinik kam. »Sie legen ihre Chemo wohl zwischen Friseur- und Kosmetiktermin?« Diese Frau wusste, dass sie vermutlich nur noch ein Jahr zu leben hatte und sie genoss diese Zeit trotz schwieriger Bedingungen bei Konzerten, mit der Pflege ihrer Pflanzen und anderen Dingen, die sie erfreuten. Auch das ist Leben.

Manchmal müssen sich Krebspatienten Vorschriften anhören, die sie einschränken und kränker machen als sie sind. Eine Ärztin war entsetzt, dass ihre Klientin nach der Bestrahlung zum Laufen ging. »Ich habe Krebs und es geht mir gut« – scheint eine Provokation zu sein.

Ein wesentlicher Punkt, der in allen Interviews genannt wird, ist die Lebensveränderung: Das kann bedeuten, die Lebensziele zu hinterfragen, überhaupt solche für sich zu entdecken oder wieder in Kontakt mit sich selbst zu kommen. Lawrence LeShan nennt das »die eigene Lebensmelodie finden«. Er sagt: »Es gibt drei gute

Gründe zu leben: weil man Angst hat zu sterben, weil man für das Wohl anderer da sein will, um die eigene Melodie des Lebens zu singen. Und es gibt eine Wahrheit, die dumm ist: Der Körper arbeitet nicht für die beiden ersten Gründe«.

Die Lebensveränderung kann, wie in den Berichten deutlich wird, ein großer Gewinn sein. Sophie spricht von der Chance zum Neuanfang. Irm sagt: »Ich war nicht mehr dieselbe wie vorher«. Die Frauen sind bewusster, auch spiritueller geworden. Sie empfinden eine große Dankbarkeit für die positive Entwicklung, eine Verbundenheit mit Gott, der Natur oder einer universellen Kraft.

Alle haben klare Theorien über die Entstehungsursachen. Bei den meisten zählt Überforderung und ein zu hoher Leistungsanspruch dazu. Es werden Ursachen genannt, die in die Kindheit zurückgehen, wie das Gefühl, sich zu sehr angepasst und vorrangig die Wünsche anderer erfüllt zu haben. Interessanterweise werden meist Faktoren als Ursache der Erkrankung angeführt, auf die die Betroffenen selbst Einfluss haben. Suse: »Wenn ich die Gründe weiß, kann ich es auch ändern.« Der Glaube, das eigene Schicksal beeinflussen zu können, stärkt den Gesundungsprozess. Das Immunsystem reagiert auf die Zuversicht und Energie, mit denen Einfluss auf das eigene Leben genommen wird. Hilflosigkeit und das Gefühl, der Krankheit, aber auch dem medizinischen Apparat ausgeliefert zu sein, schwächen die körperlichen und seelischen Kräfte.[5]

Diese Erkenntnis, die durch die Psycho-Neuro-Immunologie untermauert wird, findet in Krebs-Therapien wenig Beachtung. Erkrankte, die durch die Diagnose in ein tiefes Loch stürzen, werden mit ihrer Angst häufig allein gelassen. Die große Angst vor Krankheit, Leiden und Tod kann dazu führen, dass die Verantwortung an den Arzt abgegeben wird und dadurch eine völlige Abhängigkeit von der Medizin entsteht.

Das kann, besonders bei einem positiven Verhältnis zum Arzt, zunächst sogar funktionieren. Die Heilungskraft liegt dann allerdings

5 Aaron Antonovski: *Salutogenese.* Tübingen: dgvt, 1997.

außerhalb der Erkrankten selbst und führt langfristig zum Gefühl, von äußeren Bedingungen abhängig und selbst hilflos zu sein.

Am Beginn ihrer Erkrankung setzten einige der Befragten ihre ganze Hoffnung in die Medizin. Im Laufe der Auseinandersetzung mit ihrer Krankheit haben alle die Verantwortung für sich und ihre Heilung übernommen. Sie sind von Behandelten zu Handelnden geworden: »Es ist mein Körper, ich entscheide!« Bei allen führte ein intensiver, längerer Prozess zur Reifung und neuer Selbsterkenntnis.

Auch der Weg nach innen, zur Entdeckung der eigenen Kraft, kann mit wesentlichen Veränderungen einhergehen und zur Heilung führen. Das können neuen Lebensinhalte sein wie Qigong bei Viola, Arbeit in der Krebsberatung bei Irmhild, die Tätigkeit im Garten bei Gabriella.

Bei der ersten Auflage des Buches 2006 hätten skeptische Leser einwenden können, dass bei einigen die Heilung noch nicht lange her ist und Rückfälle möglich sind. Inzwischen sind weitere fünf Jahre vergangen, die diese Frauen gesund und in guter Lebensqualität verbracht haben.

Unabhängig von langfristiger Gesundheit haben die Frauen wichtige Erfahrungen gemacht und Fähigkeiten dazu gewonnen. Sicherheit gegen Rückfälle gibt es ebenso wenig wie gegen Neuerkrankungen. Entscheidend ist die Entwicklung des Bewusstseins, dass es möglich ist, selbst etwas zur Heilung beizutragen.

Zu den Wünschen der Frauen gehört, dass sich die Ärzte Zeit nehmen, ihre Ängste anzuhören, intensive Gespräche zu führen und auch über den Tod zu reden. »Dass sie mehr Einfühlungsvermögen haben und auch mal ihre Gefühle zeigen und menschlicher sind«, wünscht sich Viola, und dass sie sich nicht hinter Schweigen oder Arroganz verstecken. Wenn Ärztinnen oder Ärzte aus zeitlichen und persönlichen Gründen selbst kein Gespräch führen können, sollten sie die Klienten an Psychotherapeuten und Beratungsstellen überweisen. »Es tut einfach gut, wenn jemand da ist, der sich für mehr interessiert als die Zellstruktur«, meint Hildegard.

Alle vorgestellten Frauen empfehlen anderen Betroffenen, nicht in Panik zu geraten, sich Zeit zu lassen, Beratung zu suchen, mit Betroffenen zu reden, eigene Entscheidungen zu treffen und das Leben selbst in die Hand zu nehmen. Das ist leichter gesagt als getan, aber es ist möglich, auch wenn es ein längerer Prozess ist. Wichtig dabei ist, sich von der Diagnose nicht überrollen zu lassen, den eigenen Weg zu suchen, auf sich zu vertrauen und mit allen Kräften hinter der gewählten Methode zu stehen.

Die zweite Befragung Ende 2009 ergibt, dass es allen Frauen gesundheitlich und psychisch gut geht. Es sind vereinzelt andere Krankheiten oder Altersbeschwerden aufgetreten, aber auch das hält sich dank viel Bewegung und guter Ernährung in Grenzen.

Bei Friederike könnte man von einem »Rückfall« sprechen, da sich erneut ein Knoten in der Brust gebildet hat. Der Knoten verändert sich nicht und Friederike geht mit ihrer TCM-Behandlung sehr gelassen damit um. Ihre Lebensqualität wird dadurch nicht beeinträchtigt.

Beim Rückblick der Frauen auf ihren individuellen Heilungsweg sehen sich alle in ihrem Vorgehen bestätigt und sind froh, dass sie ihre eigenen Entscheidungen getroffen und auf ihre innere Stimme gehört haben.

Sie sind in der Auseinandersetzung mit der Erkrankung stärker geworden und auch in der Lage mit schwierigsten Belastungen – wie Hildegard sie erleben musste –, fertig zu werden.

Sinngabe und Krankheitsverarbeitung

Alle die in diesem Buch berichten, sind auf der Suche nach einem der Krankheit innewohnenden Sinn und finden für sich schlüssige Erklärungen.

Diese Suche nach dem Sinn ist zutiefst menschlich. Nach Viktor Frankl, dem Begründer der Logotherapie ist sie der Beweis des Menschseins überhaupt.[6]

Die Sinngabe verändert und erweitert den Blickwinkel, der in krisenhaften und beängstigenden Situationen oft verengt ist. Sie ermöglicht damit die Entwicklung einer neuen Perspektive. Diese kann in objektiv unsicheren Zeiten wieder Handlungsmöglichkeiten eröffnen, die im Idealfall Schritt für Schritt aus der Krise herausführen.

Da Unsicherheit in gewissem Maße immer – auch ohne Erkrankung – gegeben ist, bestimmt der Sinn – selbst wenn wir uns dessen nicht bewusst sind – unser Handeln. Sinn gibt dem Handeln nicht nur Antrieb sondern auch Zielvorgaben.

Der Zusammenhang von Sinn, Motivation und Handlung hat sich so elementar und eng im Verlauf unserer Entwicklung herausgebildet, dass er in der Regel spontan und unbewusst wirkt. Geraten wir aber in ernste, unerwartete Krisen fragen wir bewusster nach dem Warum. Warum das mir? Habe ich etwas falsch gemacht, gefehlt, versäumt? Erst nach und mit der inneren Bearbeitung dieser und ähnlicher Fragen – wobei die Anworten auch schwanken und wechseln können – ergeben sich Handlungen, Aktivitäten, Wünsche, die von Ergebenheit in das Schicksal bis zu hektischer Aktivität, Aufbegehren und Widerstand reichen können.

Bei der Sinnfrage geht es auch darum, das Leben in seinem Auf und Ab als stimmig zu begreifen, d.h. um die Integration von schwierigen Ereignissen und »Umbrüchen« in den Lebenslauf zur Gewinnung einer eigenen Identität.

6 Frankl, Viktor: *Der Mensch vor der Frage nach dem Sinn.* Piper, München, 2006.

Der Medizinsoziologe Aaron Antonovski[7] geht in seinen Untersuchungen der Frage nach, weshalb manche Menschen auch schwierigste traumatische Erlebnisse ohne langfristige grundlegende Schäden überleben. Er erklärt dies mit dem Konstrukt des Kohärenzgefühls. Dieses besteht aus dem Gefühl der Verstehbarkeit, der Handhabbarkeit und dem Gefühl der Sinnhaftigkeit. Das Kohärenzgefühl ermöglicht die Einflussnahme auf das eigene Schicksal, indem Ereignisse eingeordnet, vorhandene – aber z.Zt. »vergessene«- Ressourcen aktiviert und mit Hilfe neuer Bedeutungsgebung Herausforderungen angenommen werden können.

Bei Krebserkrankungen wird das Gefühl des Ausgeliefertseins von vielen Menschen in hohem Maße erlebt. Gleichzeitig zeigen verschiedene Untersuchungen, dass Hilf- und Hoffnungslosigkeit negative Auswirkungen auf das Immunsystem haben und die Heilungschancen beeinträchtigen, während Hoffnung positive physische wie psychische Auswirkungen zeitigen kann.

Sinngebung hat also eine enorme Bedeutung für die Verarbeitung der Erkrankung. Die Annahme von Schicksalsschlägen und Krisen kann durch Sinngabe erleichtert werden.

Bevor ich zu der Frage komme, wie eine hilfreiche Sinngabe unterstützt und entwickelt werden kann, möchte ich zuerst betonen, dass das, was wir als Sinn erkennen, annehmen oder ablehnen, im Grunde ein unendliches Spektrum von Zusammenhängen, Begründungen, Ursachen, Wirkungen und Zielvorstellungen darstellt. Was für die Eine Sinn macht, ist für den Anderen Unsinn.

Was kann Sinn und Bedeutung sein oder werden?

In unserer aufklärerisch-wissenschaftlich geprägten Kultur stellt sich die Sinnfrage oft in der Form: Was sind die Ursachen meiner Erkrankung? Sobald diese Frage halbwegs zutreffend beantwortet werden kann, haben wir die Hoffnung diese Ursachen kontrollieren oder ändern zu können.

Schwieriger wird das, wenn die Gründe für die Erkrankung in der persönlichen, psychischen, veranlagungsbedingten Natur fest-

7 Antonovski, Aaron: *Salutogenese*. Tübingen: Dgvt-Verlag, 1997

gemacht werden oder an Problemen mit Beziehungen, Arbeit und Umwelt – also an Ursachen, die nicht so einfach zu beeinflussen oder kontrollieren sind.

Erstaunlich ist es, dass die Krebserkrankung auch heute noch von Betroffenen – selbst von rational denkenden Menschen – als eine Strafe angesehen wird, auch wenn diese das nicht immer laut aussprechen.

Bei Krankheiten, über die wir mehr wissen als über Krebs und die heute in Europa weniger bedrohlich sind, käme uns nicht so leicht die Idee, sie als Strafe zu deuten. Allerdings waren ähnliche Gedanken auch gegenüber der Tuberkulose noch bis Ende des 19. Jahrhunderts üblich. Damals waren die Ursachen der Tbc noch nicht umfassend bekannt und sie war noch nicht heilbar. Dementsprechend galt sie als mysteriös und es rankten sich viele Vermutungen um ihre Entstehung und Bedeutung.[8]

Da Krebs trotz aller Forschungsfortschritte zu den noch nicht grundlegend verstandenen Erkrankungen gehört und in vielen Fällen noch nicht heilbar ist, reagieren wir ähnlich irrational. Auch der Mythos der Krebspersönlichkeit, der bereits in den 80er Jahren widerlegt wurde, lebt im Hintergrund munter weiter.

Mit diesen Beispielen will ich lediglich andeuten, mit welcher Vielfalt und Komplexität Sinnfindung erfolgen kann. Außerdem haben wir es nicht nur mit der Sinngabe durch die Betroffenen zu tun, sondern in gleicher Weise auch mit der Sinngabe durch Angehörige, Ärzte, Therapeuten, verbreitetes Allgemeinwissen und Vorurteile. Das führt gegenüber dem Betroffenen zu einer Zuschreibung von Eigenschaften und Verhaltensweisen in Bezug auf die Entstehung seiner Krebserkrankung. Z.T. wird diese Sichtweise durch bestimmte esoterische Bücher gefördert und ist in der Wirkung auf die Krebskranken nicht zu unterschätzen.

Solche Zuschreibungen wie: » Du bist krank geworden, weil du dich zu sehr gestresst hast, in einer belastenden Beziehung lebst«, etc. sind als Abwehrreaktion der Gesunden zu sehen. Sie dienen diesen als Angstabwehr: »Wenn ich die Ursachen für die Erkran-

8 Sontag, Susan: *Krankheit als Metapher.* Fischer, Frankfurt, 1981

kung des anderen weiß und benennen kann, dann kann ich mich davor schützen«. Gegen solche Zuschreibungen und Definitionen anderer bezüglich der eigenen Krankheitsentstehung sollten Patienten sich generell wehren. Sie stellen in meinen Augen übergriffiges Verhalten dar und können eine zusätzliche Belastung bedeuten.

Problematische und hilfreiche Sinngaben

Wie bereits angedeutet, können die einer schweren Erkrankung unterlegten Sinnvorstellungen nicht nur positiv im Sinne von Orientierung und Stärkung sein, sondern es können auch Schuld-, Scham- und Versagensgefühle auftauchen.

Es wäre gut, wenn z.B. Schuldgefühle in dieser Situation als normal akzeptiert und dann – auch mit therapeutischer Unterstützung- frühzeitig bearbeitet und verabschiedet werden können, um die psychische Belastung zu verringern.

Manchmal hilft es auch, sich klar zu machen, dass dieser Schuldgedanke eine Anmaßung ist. In dieser Logik würde es bedeuten: Wenn ich alles richtig mache, (was für eine omnipotente Vorstellung!) kann ich nicht krank werden.

Bei solchem Allmachtsdenken vergessen oder leugnen wir, dass Krankheiten zum Leben dazu gehören. Zusätzlich sind wir heute vielen Umweltbelastungen ausgesetzt, gegen die wir uns individuell kaum schützen können.

An dieser Stelle ist es sinnvoll, sich zu fragen, wie wir über Krankheit und Gesundheit denken? Haben wir eher eine krankheitsorientierte oder eine gesundheitsorientierte Vorstellung?

Beim klassischen krankheitsorientiertem Modell stellt man sich Krankheit und Gesundheit meist als zwei Seiten einer Medaille vor. Entweder ich bin krank oder ich bin gesund. Daraus ergibt sich im Krankheitsfall die Frage: Werde ich wieder ganz gesund? Bei chronischen Erkrankungen folgt dem entsprechend eine deprimierende Antwort.

Beim salutogenetischen Modell[9] sieht man dagegen eher ein Kontinuum- vorstellbar als Linie mit zwei Endpunkten: Krankheit und Gesundheit. Wir sind selten im Leben vollkommen gesund, aber auch selten völlig krank, sondern wir bewegen uns irgendwo zwischen diesen beiden Polen. Selbst bei einer schweren Erkrankung, gibt es noch viele gesunde Anteile. Deshalb stellt sich hier eine andere Frage: Wie kann ich mit dieser Erkrankung irgendwo in der Mitte zwischen den beiden Polen in möglichst guter Lebensqualität für längere Zeit leben?

Die subjektive und persönliche Bedeutung der Sinnfrage

Mit diesem umfassenden Begriff von Sinngebung und seinen positiven und negativen Implikationen möchte ich betonen, dass Sinnfindung ein Prozess ist, bei dem es wesentlich darum geht, dass er und wie er persönlich gestaltet und erlebt wird. Es gibt keinen ›richtigen‹ und ›falschen‹ Sinn, sondern der konkrete, lebendige Mensch sucht für sich Sinn, ob dieser nun von ›innen‹ und von ›außen‹ her gewonnen oder bestimmt wird.

Bei der individuellen Sinngabe geht es immer um den subjektiven Sinn. Ob dieser objektiv zutreffend ist, spielt weniger eine Rolle, wichtiger ist, wie weit dieser subjektive Sinn dazu beiträgt, mein Leben hoffnungsvoller zu gestalten.

Der subjektive Sinn kann für den Betreffenden hilfreich, motivierend und unterstützend sein und die Erkrankung damit zu einem Wendepunkt und einem Neubeginn im Leben werden.

Die Sinnsuche geht in vielen Fällen schrittweise, tastend vor sich. Dieser Prozess kann mit äußerer Unterstützung befördert werden. Aber dies nur im Sinne von Verstärkung eigener, positiver Möglichkeiten. Sinn kann nicht vorgegeben, sondern muss selber gefunden werden. Andererseits können ›Angebote‹ von außen, die auch an persönlichen Stärken und Ressourcen anknüpfen und diese aktivieren den eigenen, möglicherweise durch Krankheit und Leid verengten Blick erweitern.

9 Antonovski, Aaron: *Salutogenese.* Tübingen: Dgvt-Verlag, 1997

Wenn ich in der Erkrankung eine positive Botschaft erkenne, einen Hinweis etwas zu verändern, dann kann das die Auseinandersetzung mit der Erkrankung unterstützen. Es kann dann leichter sein, sie als Herausforderung zu sehen, sie anzunehmen und damit das Ausgeliefertsein an fremdbestimmte Umstände zu verlassen. Über die Sinngabe entsteht eine Motivierung für die eigene Gesundheit einzutreten. In der Opferrolle dagegen bleibt die Hilf- und Hoffnungslosigkeit bestehen.

Den subjektiven Sinn zu finden, bedeutet für jeden etwas anderes. Für einige heißt es grundlegende Lebensveränderungen zu vollziehen, Zustände zu ändern, die in ihren Augen krankmachend waren. Für andere bedeutet es einfach mehr auf sich zu achten und sich z.B. zu fragen: Was tut mir persönlich gut und wie kann ich es in mein Leben integrieren?

Für die Frauen, die in diesem Buch zu Wort kommen, heißt es vor allem, mehr zu sich selbst zu kommen, Zeit für sich haben, die eigenen Bedürfnisse und Wünsche ernster zu nehmen. Sich nicht mehr so viel gefallen zu lassen und sich gegenüber fremden Anforderungen besser abzugrenzen.

Die Krankheit hat ihnen Freiräume eröffnet und ihre Lebensqualität verbessert.

Einige sehen die Krankheit als Lehrmeister. Ihnen wurde eine Lernchance gegeben auch durch den Bruch in ihrem Alltagsleben, der sie nötigte, sich mit ihren eigenen Vorstellungen und Lebensfragen zu beschäftigen. Sie sagen, dass sie diese Erfahrung nicht missen möchten.

***

Krebs führt oft zum Tode, aber es scheint Fälle zu geben, in denen die Bedrohung durch den Krebs den Beginn des Lebens bedeutet. Die Suche nach sich selbst, die Entdeckung des Lebens, **das** zu leben, was dem innersten Bedürfnis entspricht, kann eine der stärksten Waffen gegen die Krankheit sein.

Lawrence LeShan

Literatur

Antonovski, Aaron: *Salutogenese. Zur Entmystifizierung der Gesundheit.* Tübingen Dgvt-Verlag, 1997.

Barasch, Marc I.: *Ich suchte meine Seele und wurde gesund. Heilung als Reise nach innen.* München: Droemer Knaur, 2002.

Beitel, Erhard: *Bochumer Gesundheitstraining. Ein ganzheitliches Übungsprogramm.* 3. Auflage, Dortmund: Verlag Modernes Lernen, 1996.

Béliveau, R.; Gingras, D.: *Krebszellen mögen keine Himbeeren.* München: Kösel, 2007.

Berg, Lilo: *Brustkrebs. Wissen gegen Angst: Das Handbuch.* München: Goldmann, 2002.

Beyersdorff, Dietrich: *Der große TRIAS-Ratgeber. Ganzheitliche Krebsbehandlung.* 3. Auflage, Stuttgart, 2002.

Breuß, Rudolf; Moerman, Cornelis: *Krebs, Leukämie und andere scheinbar unheilbare Krankheiten – mit natürlichen Mitteln heilen. Ratschläge zur Vorbeugung und Behandlung vieler Krankheiten.* Bielefeld: Aurum, 2003.

Budwig, Johanna: *Öl-Eiweiss-Kost.* Kernen: Sensei Verlag, 2001.

Cuneo, Anne: *Eine Messerspitze blau.* München: Ullstein, 1999.

Dethlefsen, Thorwald; Dahlke, Rüdiger: *Krankheit als Weg. Deutung und Bedeutung der Krankheitsbilder.* München: Bassermann-Verlag, 2008.

Diamond, Harvey: *Fit fürs Leben/Fit for Life 2.* München: Mosaik bei Goldmann, 1992. Auch als Audiobook erhältlich: Lenzburg/Schweiz: Rusch-Verlag, 2007.

Erdmann, Karoline: *Ich tanze mit der Angst, ich tanze mit der Freude. Nach der Diagnose Krebs – wie ich durch Tanz das intensive Leben entdeckte.* Freiburg: Herder Verlag, 2002.

Friebel-Röhring, Gisela: *Ich habe Krebs! Na und?* Königstein: Ariane, 1998.

Hackethal, Julius: *Keine Angst vor Krebs.* Bergisch Gladbach: Lübbe, 1994.

Hirshberg, Caryle; Barasch, Marc I.: *Gesund werden aus eigener Kraft. Spontanheilung bei Krebs.* München: Droemer Knaur, 1997.

Irmey, György: *Heilimpulse bei Krebs.* Stuttgart: Haug, 2007.

Irmey, György; Jordan, Anna-Luise; Norton, Robert: *110 wirksame Behandlungsmöglichkeiten bei Krebs.* Stuttgart: Haug, 2005.

Konz, Franz: *Der große Gesundheitskonz.* Tübingen: Universitas Verlag, 2009.

Kübler-Ross, Elisabeth: *Interviews mit Sterbenden.* 1. Auflage der Neuausgabe, Freiburg: Kreuz-Verlag, 2009.

LeShan, Lawrence: *Diagnose Krebs: Wendepunkt und Neubeginn. Ein Handbuch für Menschen, die an Krebs leiden, für ihre Familien und für ihre Ärzte und Therapeuten.* Stuttgart: Klett-Cotta, 2008.

Lütz, Manfred: *Lebenslust. Wider die Diät-Sadisten, den Gesundheitswahn und den Fitness-Kult.* München: Droemer Knaur 2009.

Moeller, Michael Lukas: *Gesundheit ist essbar.* München: Goldmann, 1993.
Moody, Raymond A.: *Leben nach dem Tod. Die Erforschung einer unerklärlichen Erfahrung.* Reinbek: Rowohlt, 2001.
Schadow, Doris; Schallhammer, Heike: *Krebs verstehen – neue Wege gehen.* Berlin: Orlanda, 1997.
Seeger, Paul G.: *Leitfaden für Krebskranke und die es nicht werden wollen.* Düsseldorf: Verlag Mehr Wissen, 1988.
Servan-Schreiber, D.: *Das Antikrebsbuch.* München: Kunstmann-Verlag, 2008.
Siegel, Bernie: *Mit der Seele heilen. Gesundheit durch inneren Dialog.* Berlin: Ullstein, 2009.
Simonton, O. Carl; Simonton, Stephanie; Creighton, James: *Wieder gesund werden. Eine Anleitung zur Aktivierung der Selbstheilungskräfte für Krebspatienten und ihre Angehörige.* Reinbek: Rowohlt, 2005.
Simonton, O. Carl: *Auf dem Wege der Besserung. Schritte zur körperlichen und spirituellen Heilung.* Reinbek: Rowohlt, 2005.
Spinedi, Dario: *Die Krebsbehandlung in der Homöopathie.* Kempten: Cheiron-Verlag, 1997.
Tausch, Anne-Marie; Tausch, Reinhard: *Sanftes Sterben. Was der Tod für das Leben bedeutet.* Reinbek: Rowohlt, 1991.
Weed, Susun S.: *Brustgesundheit. Naturheilkundliche Prävention und Begleittherapien bei Brustkrebs.* Berlin: Orlanda, 2005.

Nützliche Adressen Deutschland

Beratung und Information

Gesellschaft für Biologische Krebsabwehr e.V.

Vossstrasse 3 · 69115 Heidelberg
Informationen über Möglichkeiten ganzheitlicher Krebstherapien
Info-Telefon: 06221-138020 (Mo.-Do.: 9.00-16.00 Uhr; Fr.: 9.00-15.00 Uhr)
Fax: 06621-1380220 ·
E-Mail: information@biokrebs.de · www.biokrebs-heidelberg.de

KID-Krebsinformationsdienst am Deutschen Krebsforschungszentrum Heidelberg

Im Neuenheimer Feld 280 · 69120 Heidelberg
Sekretariat: Heike Müßig, Tanja Pahl
Tel.: 06221-42-2890 · E-Mail: sekretariat-kid@dkfz.de
Informationsdienst für krebsbezogene Anfragen:
Tel.: 0800-420 30 40 (täglich von 8.00-20.00 Uhr)
E-Mail: krebsinformationsdienst@dkfz.de · www.krebsinformationsdienst.de

Deutsche Krebshilfe e.V.

Buschstr. 32 · 53113 Bonn · Tel.: 0228-72990-0 · Fax: 0228-72990-11
E-Mail: deutsche@krebshilfe.de · www.krebshilfe.de

Unabhängige Patientenberatung Deutschland UPD

Littenstr. 10 · 10179 Berlin
Bundesweit kostenloses Beratungstelefon:
0800 011 77 22 (Mo.-Fr.: 10.00-18.00 Uhr)
E-Mail: info@upd-online.de · www.upd-online.de

Informationen zu Selbsthilfegruppen

NAKOS – Nationale Kontakt- und Informationsstelle zur Anregung und Unterstützung von Selbsthilfegruppen
Wilmersdorfer Str. 39 · 10627 Berlin
Tel.: 030-31 01 89 60 (Di.: 9.00-13.00 Uhr; Mi.: 10.00-13.00 Uhr; Do.: 13.00-16.00 Uhr; Fr.: 10.00-13.00 Uhr)
Fax: 030-31 01 89 70 · E-Mail: selbsthilfe@nakos.de · www.nakos.de

Frauenselbsthilfe nach Krebs Bundesverband e.V.
Geschäftsstelle des Bundesverbandes der Frauenselbsthilfe nach Krebs e. V.:
»Haus der Krebs-Selbsthilfe«
Thomas-Mann-Str. 40 · 53111 Bonn
Tel.: 0228-33 889-400 · Fax: 0228-33 889-401
E-Mail: kontakt@frauenselbsthilfe.de · www.frauenselbsthilfe.de
Bürozeiten der Geschäftsstelle des Bundesverbandes:
Mo.-Do.: 8:00-16:30 Uhr; Fr.: 8:00-15:00 Uhr

Psychosoziale Beratungsstellen

KID-Krebsinformationsdienst s.o.

Krebsberatungsstelle Berlin der Gesellschaft für Biologische Krebsabwehr
Kurfürstenstr. 131 · 10785 Berlin
Tel.: 030-342 50 41 · Fax: 030-86 42 19 19 · E-Mail: gfBKBerlin@biokrebs.de
Beratungszeiten: Mo.: 14.00-17.00 Uhr; Di.: 10.00-13.00 Uhr;
Mi.: 13.00-16.00 Uhr; Do.: 10.00-13.00 Uhr
Ärztliche Beratung: telefonisch und nach Terminvereinbarung (persönlich):
Mi.: 10.00-16.00 Uhr

Psychosoziale Beratungsstelle für Krebskranke und Angehörige – Selbsthilfe Krebs e.V.
Albrecht-Achilles-Str. 65 · 10709 Berlin
Tel.: 030-89 40 90 40 · Fax: 030-89 40 90 44
E-Mail: krebsberatung@web.de · www.krebsberatung-berlin.de
Telefonische Beratung für Betroffene: Tel.: 030-89 40 90 41
(Mo., Di. und Fr.: 10.00-13.00 Uhr, Mi.: 14.00 17.00 Uhr)
Telefonische Beratung für Angehörige: Tel: 030-89 40 90 42
(Mo., Do. und Fr.: 10.00-13.00 Uhr, Mi.: 14.00-17.00 Uhr)

weitere Berliner Einrichtungen: Oncocare, Berliner Krebsgesellschaft e.V., Sekis (zentrale Berliner Selbsthilfe Kontakt- und Informationsstelle)

Adressen von Psychoonkologen

Deutsche Arbeitsgemeinschaft für Psychosoziale Onkologie (dapo)
Kardinal-von-Galen-Ring 10 · 48149 Münster
Tel.: 0700-20 00 66 66 (Mo.-Fr.: 9:00-18:00 Uhr; 12,4 Cent pro Minute zu allen anderen Zeiten 6,2 Cent pro Minute) · Fax: 0251-835 68 89 ·
E-Mail: dapo-ev@t-online.de · www.dapo-ev.de

Tumorzentrum Berlin

Dachverband der Berliner Tumorzentren · Robert-Koch-Platz 7 · 10115 Berlin
Tel.: 030-28 53 89-0 · Fax: 030-28 53 89-40
E-Mail: tumorzentrum@tzb.de · www.tzb.de · www.netzwerk-psychoonkologie.de

Gesundheitstrainings-Gruppen

Bochumer Gesundheitstraining

Dipl.-Psych. Erhard Beitel · Spinozastr. 14 · 45279 Essen · Tel.: 0201-534 377
E-Mail: erhard.beitel@cityweb.de · www.bochumergesundheitstraining.de

Hildesheimer Gesundheitstraining

Institut für Therapie und Beratung an der Hochschule für angewandte Wissenschaft und Kunst (HAWK) · Fachhochschule Hildesheim/Holzminden/Göttingen
Hohnsen 1 · 31134 Hildesheim · Tel.: 05121-881 421
E-Mail: IT@hawk-hhg.de · www.hildesheimer-gesundheitstraining.de

Simonton-Gruppen

Simonton Cancer Center

Paul Baur & Brunhilde Sauer-Baur · Starenweg 26 · 70736 Fellbach-Schmiden
Tel.: 0711-515989 · Fax: 0711-5160536
E-Mail: paul@simonton.de · www.simonton.de

Verbände der Komplementärmedizin

Zentralverband der Ärzte für Naturheilverfahren und Regulationsmedizin e.V. (ZÄN) · Am Promenadenplatz 1 · 72250 Freudenstadt
Tel.: 07441-91 858-0 · Fax: 047441-91 825-22
E-Mail: info@zaen.org · www.zaen.gruen.net

,Gesellschaft anthroposophischer Ärzte in Deutschland e.V.

Roggenstr. 82 · 70794 Filderstadt · Tel.: 0711-77 99 711 · Fax: 0711-77 99 712
E-Mail: info@gaed.de · www.anthroposophischeaerzte.de

Deutscher Zentralverein homöopathischer Ärzte e.V.

Geschäftsstelle · Stefanie Dittes · Am Hofgarten 5 · 53113 Bonn
Tel.: 0228-242 53 30 · Fax: 0228-242 53 31
E-Mail: sekretariat@dzvhae.de · www.dzvhae.com

Biologisch arbeitende Zahnärzte

Internationale Gesellschaft für Ganzheitliche ZahnMedizin e.V. (GZM)
Geschäftsstelle · Kloppenheimer Str. 10 · 68239 Mannheim
Tel.: 0621-48 17 97 30 · Fax: 0621-47 39 49 ·
E-Mail: gzm@gzm.org · www.gzm.org

Bundesverband der naturheilkundlich tätigen Zahnärzte in Deutschland e.V. (BNZ)
Auf der Seekante 7 · 50735 Köln
Tel.: 0221-3761005 · Fax: 0221-3761009 · E-Mail: info@bnz.de · www.bnz.de

Andere Organisationen, die im Buch genannt wurden:

Arbeits- und Forschungsgemeinschaft für Atempflege e.V. (AFA)
Wartburgstr. 41 · 10823 Berlin · Tel.: 030-395 38 60 · Fax: 030-395 38 23
E-Mail: info@afa-atem.de · www.atemtherapie-afa.de

Deutsche Qigong Gesellschaft e.V.
Geschäftsstelle Monika Binder · Guttenbrunnweg 9 · 89165 Dietenheim
Tel.: 073 47-34 39 · Fax: 073 47-92 18 06
E-Mail: info@qigong-gesellschaft.de · www.qigong-gesellschaft.de
Geschäftszeiten: Mo.: 13.00-16.30 Uhr; Fr.: 9.00-12.30 Uhr

Feministisches Frauen Gesundheits Zentrum e.V.
Bamberger Str. 51 · 10777 Berlin · Tel.: 030-213 95 97 · Fax: 030-214 19 27
E-Mail: ffgzberlin@snafu.de · www.ffgz.de
Telefonzeiten: Mo., Di., Do., Fr.: 10.00-13.00 Uhr; Do.: 17.00-19.00 Uhr
Besuchs- und Öffnungszeiten: Di., Do.: 10.00-13.00 Uhr; Do.: 17.00-19.00 Uhr
Persönliche Beratung: nach Terminvereinbarung

Forschungskreis für Geobiologie Dr. Hartmann e.V.
Adlerweg 1 · 69429 Waldbrunn-Waldkatzenbach · Tel. 06274-91 21 00
Fax 06274-91 21 09 · E-Mail: info@geobiologie.de · www.geobiologie.de

www.biokrebs-heidelberg.de
Informationen zu biologischen, ganzheitlichen Heilweisen bei Krebserkrankungen. Vielzahl von Informationsschriften und Faltblättern zum Ausdrucken oder Bestellen. Verzeichnis biologischer Fachkliniken und niedergelassener naturheilkundlich tätiger Ärzte im gesamten Bundesgebiet.

www.datadiwan.de
Umfangreiche Datenbank zu naturheilkundlichen Themen

www.krebsinformationsdienst.de
Homepage des Krebsinformationsdienstes KID, umfassende und übersichtliche Informationen mit vielen Adressen und Links.

www.dkfz.de
Informationen des Deutschen Krebsforschungszentrums, aktuelle Hinweise über diverse Krebserkrankungen, Diagnostik und Therapie.

www.inkanet.de
Informationsnetz für Patienten, die sich mit anderen Betroffenen und Experten austauschen wollen. Diese Seite bietet eine Plattform für Fragen, Antworten, Meinungen und Kommentare zum Thema Krebs.

www.krebs-kompass.de
bietet Begleitung durch das Informationsangebot des Internets. Der größte deutsche Chat für Krebspatienten und Angehörige ermöglicht den Austausch mit anderen Betroffenen.

www.cancerdecisions.com
Der amerikanische Medizinjournalist und Autor des Buches »Fragwürdige Chemotherapie« Dr. Ralph W. Moss bietet sehr umfassende Informationen zum Thema Onkologie, speziell über alternative und komplementäre Ansätze.

Nützliche Adressen Österreich

Österreichische Gesellschaft für Onkologie
Sofienalpenstr 17 · 1140 Wien
Tel.: 0222-97 21 40 · E-Mail: oego@oego.or.at · www.oego.or.at

Österreichische Gesellschaft für homöopathische Medizin
Mariahilferstraße 110 · 1070 Wien
Tel.: +43 1 5267575 · Fax: +43 1 52675754
E-Mail: sekretariat@homoeopathie.at · www.homoeopathie.at

Wiener Akademie für Ganzheitsmedizin (GAMED)
Otto Wagner Spital · Sanatoriumstrasse 2 · 1140 Wien
Tel.: +43-1-688 75 07 · Fax: +43-1-688 75 07-15
E-Mail: office@gamed.or.at · www.gamed.or.at

ÖGPO - Österreichische Gesellschaft für Psychoonkologie
Gladbeckstr. 2/Stiege3/Tür 6 · 2320 Schwechat
Tel.: 02235-47230 · Fax: 02235-47230-9
E-Mail: oegpo@oegpo.at · www.oegpo.at

Frauenselbsthilfe nach Krebs – Österreichischer Dachverband bzw. LV Wien
c/o Medizinisches Selbsthilfezentrum »Martha Frühwirt«
Obere Augartenstraße 26-28 · A-1020 Wien
Tel.: 01/33 22 348 · Fax 01/332 65 50
Geschäftszeiten: Di.: 9.00-17.00 Uhr, Do.: 9.00 13.00 Uhr
E-Mail: info@frauenselbsthilfe-brustkrebs-wien.at ·
www.frauenselbsthilfe-brustkrebs-wien.at

ArGe Selbsthilfe Österreich
Koordinationsstelle: Dachverband Selbsthilfe Kärnten
Kempfstraße 23/3 · Postfach 108 · 9021 Klagenfurt
Tel.: + 43 (0)664-34 29 137 · Fax: + 43 (0)463-50 48 71 24
E-Mail: arge@selbsthilfe-oesterreich.at · wwwselbsthilfe-oesterreich.at

Psychosomatische Energetik, Geobiologie
Praxis Dr. med. Ulrike Banis · Rathausstr. 11 · 6900 Bregenz
Tel.: ++ 43-5574-58460 · Fax: ++ 43-5574-58490
E-Mail: ulrikebanis@drbanis.com · www.drbanis.com

Gesellschaft anthroposophischer Ärzte Österreichs
Tilgnerstrasse 3 · 1040 Wien · Tel.: 01-5044908 · Fax: 01-5048404
E-Mail: info@anthromed.at · www.anthromed.at

Knospe – ganzheitliches Konzept bei Krebs
Abteilung für Gynäkologie und Geburtshilfe · Wilheminenspital der Stadt Wien
Montleartstraße 37 · 1160 Wien
Tel.: (01) 49150-4708 (Mo.-Fr.: 9.00-15.00 Uhr)
Fax.: (01) 49 150-4709 (Kennwort: k n o s p e)
E-Mail: info@knospe.at · www.knospe.at

Österreichische QIGONG Gesellschaft
Postfach 12 · 1212 Wien
Tel.: 0664/630 30 81 (Do.: 17.00-19.00 Uhr; So.: 18.00-20.00 Uhr) Karin Wenger
Tel.: 0699/ 18 30 30 81 Claudia Schraml
E-Mail: qigonggesellschaft@gmx.at · www.qigonggesellschaft.at

Mamma mia – Selbsthilfe bei Brustkrebs
Hyrtlgasse 1 · 2380 Perchtoldsdorf
Tel.: 01-869 02 08 (Mo.-Fr.: 9:00-13:00 Uhr)
E-Mail: info@mammamia.or.at · www.mammamia.or.at

Dachverband der Österreichischen Ärzte für Ganzheitsmedizin
www.ganzheitsmedizin.at

Dachverband der Österreichischen Krebshilfe
Wolfengasse 4 · 1010 Wien · Tel.: 01-796 64 50 · Fax: 01-796 64 50-9
Öffnungszeiten: Mo.-Do.: 9.00-17.00 Uhr; Fr.: 9.00-12.00 Uhr
E-Mail: service@krebshilfe.net · www.krebshilfe.net

Nützliche Adressen Schweiz

Clinica Santa Croce (Homöopathische Behandlung)

Sekretariat Dr. Spinedi · Via al Parco 27 · CH 6644 Orselina
Tel.: 0041 91-7354 141 (Rezeption von 8.00-12.00 Uhr)
Fax: + 41 (0)91-7354374.
E-Mail: homoeopathie@clinicasantacroce.ch · www.clinicasantacroce.ch

Lukas-Klinik

Spezialklinik für Misteltherapie
Brachmattstrasse 19 · CH-4144 Arlesheim
Tel. (Zentrale): + 41 (0)61-706 7171 · Fax (Zentrale) + 41 (0)61-706 7173
Infoline: + 41 (0)61-702 09 09 (Mo.: 17.00-20.00 Uhr; Mi.: 8.00-14.00 Uhr; Fr.: 14.00-17.00 Uhr)
E-Mail: kontakt@lukasklinik.ch · www.lukasklinik.ch

Verein für Krebsforschung (anthroposophisch)

Kirschweg 9 · CH-4144 Arlesheim
Tel.: + 41 (0)61-706 72 72 · Fax: + 41 (0)61-706 72 00
E-Mail: sekretaria@hiscia.ch · www.vfk.ch

Schweizer Verein homöopathischer Ärtzinnen und Ärzte

Sekretariat: Frau V. Greising · Dorfhaldenstrasse 5 · 6052 Hergiswil
Tel.: + 41 (0)41-630 07 60 · Fax: + 41 (0)41-280 30 36
E-Mail: vreni.greising@jmw.ch · www.homoeopathie-welt.ch

Schweizerische Homöopathie Gesellschaft

Postfach 1050 · CH-8134 Adliswil · www.homoeopathie.org

Schweizer Gesundheitsnetz

Medizinportal: Medizin-Therapiethemen, Gesundheitsinfos, Gesundheitsratgeber, Forum, umfassende Gesundheits- und Berufsverzeichnisse u.a.
www.medizin.ch

Schweizer Patienten- und Versicherten Organisation SPO

Geschäftsstelle · Häringstrasse 20 · 8001 Zürich
Tel.: 044-252 54 22 · Fax: 044-252 54 43
Telefonische Beratung für Nichtmitglieder: Tel.: 0900-56 70 47
(Mo.-Fr.: 9.00-16.00 Uhr; Fr. 2.13/Min.)
E-Mail: z@spo.ch · www.spo.ch

Verein Patienten
Patientenplattform · c/o Medialogik ·
Cony Engler · Gämsberg 7a · 4051 Basel ·
Tel.: 079 – 444 81 40 · E-Mail: info@patienten.ch · www.patienten.ch

Stiftung Kosch Koordination und Förderung von Selbsthilfegruppen in der Schweiz
Laufenstrasse 12 · 4053 Basel · Tel.: 061-333 86 01 · Fax: 061-333 86 02
Zentraler Auskunftsdienst: 0848 810 814
E-Mail: gs@kosch.ch · www@kosch.ch

Schweizerischer Verband für natürliches Heilen
Postfach 386 · 3000 Bern 14 · Tel.: 031-302 44 40 · Fax: 031-302 55 10
Mo.-Do.: 9:00-11:30 Uhr und 14.00-16.30 Uhr; Fr.: 9:00-11:30 Uhr
E-Mail: info@svnh.ch · www.svnh.ch

Noch mehr Bücher aus dem Orlanda Verlag:

Ellen Bass / Laura Davis
TROTZ ALLEM
Wege zur Selbstheilung für Frauen, die sexuelle Gewalt erfahren haben
Aktualisierte und erweiterte Neuauflage

ISBN 978-3-936937-70-1
D 27,50 Euro
A 28,30 Euro
Sfr 48,50

In diesem einzigartigen Selbsthilfebuch zum Thema sexuelle Gewalt weisen die Autorinnen Schritt für Schritt Wege aus oftmals aussichtslos erscheinenden Situationen. Sie stellen den Prozess der Heilung von den Folgen sexueller Gewalt verständlich dar: angefangen vom Zweifeln, ob es überhaupt geschehen ist, über die Konfrontation mit Täter und Familie bis zur Veränderung blockierender Verhaltensmuster.

Laura Davis
VERBÜNDETE
Das Standardwerk für Angehörige und PartnerInnen von Überlebenden sexueller Gewalt

ISBN 978-3-936937-57-2
D 24,50 Euro
A 25,20 Euro
Sfr. 43,90

In ihrem einzigartigen Ratgeber gibt Laura Davis Antworten auf die Verwirrung, Wut, Frustration und Hilflosigkeit, die Partnerinnen und Partner von Überlebenden sexueller Gewalt oft erleben. Im ersten Teil des Buches geht es um Fragen rund um Beziehungsthemen wie Bedürfnisse und Gefühle, Erwartungen, Grenzen, Nähe und Sex.
Die Autorin zeigt, wie Partnerinnen und Partner ihre Geliebten im Umgang mit ihren Gewalterfahrungen unterstützen können, ohne jedoch eigene Bedürfnisse zu vernachlässigen. Im zweiten Teil kommen Partnerinnen und Partner von Überlebenden mit ihren Erfahrungen zu Wort.
Ein Buch, das all jenen, die einen traumatisierten Menschen lieben, Mut und Kraft gibt.

»Dieses Handbuch ist ein wichtiger Schritt, um in Beziehungen mit dem erlebten Missbrauch umgehen zu lernen.« *Clio*

... und noch mehr gibt es unter